ラーニングシリーズ
IP
インタープロフェッショナル

保健・医療・福祉専門職の連携教育・実践

❺ 地域における連携・協働 事例集
対人援助の臨床から学ぶIP

吉浦 輪 著

協同医書出版社

著者
吉浦　輪（東洋大学ライフデザイン学部生活支援学科）

推薦の序

諸専門職が一緒に学ぶことが、よりよい協働をもたらすとは、WHOの明言するところです[1]。日本の大学における多職種連携教育（IPE：Interprofessional Education）の先駆者が述べていることを、より簡略に述べれば、次のように言い表せます。

『専門職が、共に、お互いから、お互いについて学ぼうとしなければ、相互の信頼と尊敬を養うことは難しい。互いの教育と実践の比較から類似性と違いを見いだし、専門知識を結び合わせて、当事者、家族、地域社会の複雑なニーズに、一つの専門職の限界を超えて応じることも、同様である』

日本各地で起こった多職種連携の運動が合流し、それを担う世代として学生や教員たちが成長しつつある時に、彼らと経験を共有する責任が、先駆者たちにはあります。この難しい課題に、本シリーズ5冊の編著者と執筆者たちは応えようとしています。

実践での協働を進めるためのIPEは、チームワークが普及するに従って広がっています。人口構成が高齢化する中で、人生の質を支える医療の分野では、それはとりわけ顕著です。政府の支持を得て、他国の経験に依拠しながら、専門職が連携して働くことに焦点をあてた教育を、日本の大学は編み出してきています。そこでは、厳密な教育評価がなされています。見いだされた知見は、国内外の学生、教員、大学の間で、広く誠実に共有され[2-4]、オリジナルな研究ツール[5]と概念の枠組み[6]が生まれています。

日本と英国の交流は当初から、学生の相互訪問、教育カリキュラムの共同開発、プロジェクトの評価、翻訳など、創造的に進められてきたことが特徴です[7,8]。

"All Together for Better Health"という国際学会が2年に一度開催されています。その第6回は2012年に神戸学院大学で開催され、日本インタープロフェッショナル教育機関ネットワーク（JIPWEN：Japan Interprofessional Working and Education Network）[9]と、日本保健医療福祉連携教育学会（JAIPE：Japan Association for Interprofessional Education）[10]が主催しました。このイベントよって日本は、多職種連携の国際的なコミュニティの心をつかみました。テーマは「新たなる地平を拓く：IPEと協働実践の多様性と特徴（Exploring New Horizons：Diversity and Quality in Interprofessional Education and Collaborative Practice）」という時宜にかなったもので、太平洋を越えた多職種連携の発展に日本が参画する宣言でした[11]。日本と太平洋を挟んだ隣人との協働は、その後の5年間に速度を増し、IPEはいたるところに肥沃な土壌を得るに至りました。

多職種連携を進める世界的な運動は、日本もその重要なメンバーに加わって、以下の主張を繰り広げています。すなわち、一つの学問分野として認識されるために、確固とした基準に基づく規範と、一貫した理論的枠組に根ざして、多様で変化し続けるニーズに応じ

ながら、基本原則を柔軟に適用し、限りある資源を節約し、新しい専門職教育によって患者へのケアの変化を促そうとしているのです[12-14]。

全5冊からなる本シリーズは、この大志を実現するために、太平洋を超えたパートナーシップによって日本で生み出された、実例といえる作品なのです。

Hugh Barr
President
CAIPE：the Centre for the Advancement of Interprofessional Education
London, UK

引用文献

1) World Health Organization (WHO)：Learning together to work together for health；report of a WHO Study Group on Multiprofessional Education of Health Personnel；the Team Approach. WHO, 1988.
2) Endo K, Magara A et al.：Development and practice of interprofessional education in Japan；modules, sharing, spreading. Niigata University of Health and Welfare with others, 2012.
3) Maeno T, Takayashiki A et al.：Japanese students'perception of their learning from an interprofessional education program；a qualitative study. International Journal of Medical Education 4：9-17, 2013.
4) Ogawa S, Takahashi Y et al.：The Current Status and Problems with the Implementation of Interprofessional Education in Japan；An Exploratory Study. Journal of Research in Interprofessional Practice & Education 5：1-15, 2015.
5) Sakai I, Takahashi Y et al.：Development of a new measurement scale for interprofessional collaborative competency；a pilot study in Japan. Journal of Interprofessional Care 31：59-65, 2017.
6) Haruta J, Sakai I et al.：Development of an interprofessional competency framework in Japan. Journal of Interprofessional Care 30：675-7, 2016.
7) Barr H, Koppel I et al.：Effective Interprofessional Education；Argument, Assumption and Evidence. Blackwell, 2005.
8) Freeth D, Hammick M et al.：Effective Interprofessional Education；Development, Delivery and Evaluation. Blackwell, 2005.
9) Watanabe H, Koizumi M (eds.)：Advanced Initiatives in Interprofessional Education in Japan. Springer, 2010.
10) Takahashi H, Watanabe H et al.：Foundation of the Japan Association for Interprofessional Education (JAIPE)[Forman D, Jones M et al. (eds.)：Leadership and Collaboration；Further Developments for Interprofessional Education]. Palgrave Macmillan, 2015, pp47-67.
11) Lee B, Celletti F et al.：Attitudes of medical school deans towards interprofessional education in Western Pacific Region countries. Journal of Interprofessional Care 26：479-483, 2012.
12) Barr H：Interprofessional Education；the Genesis of a Global Movement. CAIPE (Online), 〈https://www.caipe.org/resources/publications/barr-h-2015-interprofessional-education-genesis-global-movement〉, 2015.
13) Frenk J, Chen L et al.：Health professionals for a new century；transforming education to strengthen health systems in an interdependent world. The Lancet 376：1923-1958, 2010.
14) World Health Organization (WHO)：Framework for action on interprofessional education and collaborative practice. WHO, 2010.

1987年に設立された英国のCAIPE（IPE推進センター）は、国内外の法人、個人、学生、そしてサービス対象者などのメンバーシップで構成された独立の組織です。CAIPEはそれらのメンバーと協力し、彼らを通じて連携協働を改善し、それによってケアの質を向上させるためにIPEを促進し、開発、支援などを行っています。このようにCAIPEは、英国および国際的にIPEの発展に重要な影響力を持つ機関です。

　IPEを推進しようとしている日本の大学とCAIPEとの関係は、2003年、ある日本の大学からCAIPEへ送られてきた簡潔な電子メールから始まりました。メールの内容は、CAIPEとIPEについての問い合わせでした。それ以来、CAIPEおよび英国の大学メンバーと日本の大学との関係は、強固で永続的なIPEパートナーシップへと発展しました。

　その最初の電子メールをきっかけに始まったCAIPEと日本の大学との学術交流は、その後、徐々に英国へIPEの見学に訪れるようになった日本の大学スタッフたちのために、英国でIPEをうまく学べるようにというCAIPEの支援的配慮によって継続的に続きました。日程や研修内容が調整され、合理的にマネジメントされた日本人教員の英国におけるIPE研修の基盤が整備されたのです。その結果、日本から多くの大学スタッフが、IPEを実践している英国の大学や病院、地域に配置された国民保健サービス（NHS）機構関連施設などを訪問し、研修や学術的交流を行っています。さらに、日本の臨床における専門家やグループによる訪問も後を絶たず、ほぼ定期的な年次行事のような様相を示しています。また、個別の大学スタッフや臨床家、研修希望者などもしばしばCAIPEを訪問しています。

　しかしながら、こうした訪問は決して一方通行ではなく、日本のIPE探求者たちによる英国訪問を快く引き受けた英国人教員たちも、双方の知識や経験、新しいアイデアを共有し、日本における多数の大学でのIPE開発を支援するために日本へ招待されました。つまりIPEを基盤とする国際的な相互交流が始まったのです。

　こうした相互訪問の経験を通じて、実に多くのものが共有され、そしてお互いと共に、お互いから、お互いについて学び合うことができました。この二国間の関係では実際に、教員交流、学生交流、英国と日本の大学におけるIPEの共同カリキュラム開発や、共同研究プロジェクトなどがもたらされ、双方の大学・臨床機関とその関係者が共に豊かな知識と体験を得ることになりました。

　一方で、日本のIPEは急速に発展したように思われます。それを支えているのは、国や地方自治体による研究資金による援助だと考えています。IPEを発展させるために、これまで日本側で選択されたアプローチはよく考えられ、非常に思慮深いものばかりでした。

日本でのこれまでのIPEのための企画は、小規模ながら非常によく計画が練られており、準備などの詳細も知れば知るほど印象的なものばかりでした。

　IPEにおける開放的な新しいアイデアや、さまざまなやり方を試みる高い意欲は、教育の改善のための絶え間ない精進によって支えられます。それは、日本におけるIPEの重要な特徴である継続的な研究と、質を重視する評価にも反映されています。しかも、このすべては、IPEの世界的な拡大の中で行われており、教育者や専門職者たちは世界中の国々からIPEへの洞察を求めてきました。経験や価値を共有すること、アイデアや知識を交換し、開発すること、世界中のさまざまな状況や文化に直面している課題の類似性を教育者や専門職らは認識しています。しかしながら、IPEがどのように進められているのかは、その文脈によって大きく異なります。国や地方特有の要因や、固有の文化は、IPEの開発を促進するために国際的な視点を用いることの重要性が示されていますが、まずは地域の状況において行動することが一番重要です。つまり、それこそがこのIPEシリーズが刊行された大きな理由であり、大変タイムリーな本であると考えます。

　教員、学生、臨床家のいずれであろうと、IPEの実践に携わる人々は、容易にアクセスすることが可能で、有益な情報に富んだ、かつ実用的な知識を必要とします。これまで日本で出版されたIPEに関する書籍は、英語から翻訳されたもの（CAIPE関連のテキスト）が2冊ありましたが、本シリーズは日本の教育者、専門職、専門学生のための最初のIPEテキスト・ブックであり、これまでのIPEにおける蓄積とIPEの重要なプロセスとを提供しています。

　このシリーズは協働による臨床実践能力を育成するIPEを開発し、そして提供するという挑戦的な課題で模索している人々にとって、大きな助けとなるでしょう。そして、IPEを提供する教育機関、臨床におけるサービス提供者、および専門職者たちにとって必要不可欠な財産になるはずです。

Helena Low
International Liaison
CAIPE：the Centre for the Advancement of Interprofessional Education
London, UK

『ラーニングシリーズ　IP』
正誤表

本書の「はじめに」において、誤りがございました。

・viiページ下から5〜6行目
　【誤】賃上げ
　【正】質上げ

お詫びを申し上げるとともに、訂正させていただきます。

はじめに

「温故知新」とは『論語』で述べられている言葉で、つい最近の某学会のテーマに用いられ、"古い事柄も新しい事柄も、よく知っていて初めて人の師となるにふさわしいの意"と広辞苑は説いております。

地球と人類の歴史が織りなしてきたさまざまな事柄は正に現代と未来への知恵と知識の宝庫、かけがえのない架け橋であることは疑いありません。私たちは今、21世紀という時代に立って抱えきれない膨大な過去の遺産のほんのわずかを携えて、人類が今までに遭遇したことのない未来という扉の向こうを覗き始めています。"過去の何を、そしてこれからの新しい何を、よく知っていて…"というこの文言は、いかにもずしりと重く響きます。

本著執筆の理由

今回、私たちはかねてから課題として取り組んで参りました本著書き下ろしの作業を、ひとまず終了へとこぎつけることができました。何を知り、何ができるからこの著を書いたなどとの思いは微塵もありません。ただ気づきますことは、保健・医療・福祉に関連する職種は50種以上に及ぶという現状です。必要に応えて専門職が用意される社会であることはありがたいことです。と同時に、そこに必要となる倫理、職業的、社会的ルールは必要になります。

これらの職種増の一因とも考えられる"リハビリテーション"が日本に紹介されましたのは昭和30年代で、リハビリテーションには医学的、職業的、社会的、心理的、教育的リハビリテーションがあり、この用語の元々の意味には"一度失った位階、特権、財産、名誉を回復すること、健康な状態に回復すること"とあります[1]。この「回復」の二字こそリハビリテーションの基本の精神、人権の回復につながるものと教えられました。上記の各領域に共通する"人間の基本的人権の尊重"が生かされることこそ、保健・医療・福祉のサービスを成功裡に導く鍵と考えます。次に福祉関連職増の要因は高齢社会を迎えたからといえますが、行政をはじめ、社会的にも準備が追いつかず、特に人材育成、補充、賃上げの課題があります。賃上げの問題は全関連職共通の、そして常時の課題であり、「連携」の目指す目標でもあります。

共に働く保健・医療・福祉の職員が相互の職の使命、特徴を尊敬し、何よりも最善のサービスが対象者個人に届くためには、私たちはまだまだ相互に学び、人に仕える精神も技も連携法も学ばねばならないと自覚いたしております。

保健・医療・福祉関連職　欧米における胎動

　1940年代に"リハビリテーション医学"がすでにNYU（ニューヨーク総合大学）で開始されていましたが、米国における各関連職の多くはもちろんそれ以前に発足しており、1960年代に入りますと"医師の独走時代は終わった"とのフレーズが目に入り、新しい時代の風を衝撃的に受け止めました。1968年にASAHP（Association of Schools of Allied Health Professions）が組織されています。1969年に筆者が留学しました折はCAHEA（Committee on Allied Health Education and Accreditation）について知ることができ、ここに登録されている職種が当時29種あることもわかりました[2,3]。これを機に米国の保健・医療・福祉の専攻課程を持つ大学を選び、コア・カリキュラムの可能性について学んでみました。次に1975年に北欧を中心にドイツ、英国を加えて6か国の保健・医療・福祉関連職の教育体制、コア・カリキュラムの現状、需要と供給の関係、教員養成の状況などの視察研修（3か月）の機会を得ました。1975年における欧州の国々はそれぞれの歴史と特徴ある専門職を持ちながら、Allied Health Educationへの着手は萌芽期であるとの印象を受けました[4]。特に教員不足は深刻で、常勤は1名のみで非常勤、兼任が多いことは驚きでしたが、日本の場合もこれに重なります。一つの専門職がどのように成熟していくかについては、やはり行政との関わり、理解により、また専門職団体自身の動きにも当然ながら大きく関わることも学びました。コア・カリキュラムの施行については理学療法士、作業療法士に限りますが、デンマークのオーデンセ、英国のロンドン、スウェーデンのヨーテボリなどの教育機関で、コア・カリキュラムが試行段階で始められておりました。

　デンマークと英国は厚生省の関わりで大きな期待が寄せられており、教職員の関心も大きなものがありました。ロンドンのキングスカレッジは3年制から4年制への動きに初挑戦と伺いました。この時から40年余りを経ていますが、その後の英国での活躍は目覚ましく、本著にも紹介されている通りです。

　では、日本ではどうであったかといいますと、医療から生活への移行を旨とするリハビリテーションのように、医師や看護師のみならず、療法士や社会福祉職といった多職種の効果的な働きが必要とされる現場では「チームワーク」あるいは「チームアプローチ」という考え方は従来からありました。そして、リハビリテーションをとりまく社会情勢の変化に合わせて、医療と福祉の職員も地域へと進出していく気運が強くなってきました。その結果、熱心に取り組む大学は2000年に入り現れ始め、"日本保健医療福祉連携教育学会（JAIPE）"も2008年11月に発足し、会員の皆様のご活躍が報告されております。もちろん、周知されていない多くの軌跡があることに言及できませんところはお許しいただきたく存じます。

　「連携教育」は、ただ多職種にわたる専攻科の学生が一緒に机を並べて学ぶということではありません。もちろん他学生の専攻する専門職についての理解を深めることは必要で

す。そのうえで、お互いの優れた専門性が最善の質と量と順位で対象者に届けられるかについて、必要な認識、知識、技術、心掛け、連携力を培うことを学べる教育現場、実践現場が必要だという認識の共有が問われていると思います。

本シリーズの紹介

全5巻から成ります本シリーズの構成は、概論、教員向け、学生（初学者）向け、臨床家向け、事例集というスタンスから成り立つよう考えました。

なにぶん"連携教育"といいましても、「連携教育学」なる論は無く、「原則」といいましてもその明言は無く、あるものは「現象と実践」という日本の現状からの執筆でありました。一方、すでにIPE、IPC（Interprofessional CollaborationもしくはIPW：Interprofessional Work）の教育体制を整えておられる英国の範に習い実践を重ねたうえでの内容も（特に本シリーズ③において）紹介されております。本シリーズ①から④では各章の内容を把握しやすくするために、章の冒頭に「本章のポイント」を設けています。また5巻それぞれの特徴を活かし、キーワードや学習のポイント、トピックなど、学習の手助けになるレイアウトを考慮いたしました。

さらに、5巻それぞれの内容で相互に関連性がある箇所には「リファレンス（★マーク）」を設け、シリーズ全体を使った総体的な学習も可能となっています。

また、本シリーズのタイトルにもなっている「IP（Interprofessional）」という用語については、日本国内でもまだ翻訳が統一されていないのが現状です。主にIPEは「多職種連携教育」「専門職（間）連携教育」、IPC（IPW）は「多職種連携協働（実践）」「専門職（間）連携協働（実践）」と訳されることが多いですが、未だ統一された見解はなく、今後こうした課題の解決は急がれます。しかし、IPE、IPC（IPW）どちらにおいても重要なのは、自らの専門性という枠組みを超えて思考する、つまり「IP（インタープロフェッショナル）」な考え方を身につけるということです。『ラーニングシリーズ　IP（インタープロフェッショナル）〜保健・医療・福祉専門職の連携教育・実践〜』という本シリーズのタイトルには、そうした思いが込められています。

また、本著の性質から、多職種にわたる著者の皆様、またその道の先生方のお力添えを頂戴いたしました。この点につきましては今後、さらに多くの先生方のご活躍、ご教示を頂戴できますことを願っております。

明日という日に向けて

2014年6月に「医療介護総合確保推進法」が成立し、国は2025年を見据えて「地域医療構想」を策定しています。今後急性期機能中心から回復期機能への転換が見込まれるとなれば地域における医療介護の総合的な取り組みが必要となります[5]。

保健・医療・福祉関連職員は、みな一致協力体制をとることになりますが、これは異なる職種の専門性が融合するということではなく専門性のより優れた"質"を、より優れた協働、協調の精神と方法手段のもと、個人のニーズにお届けするということであると考えます。

　受けた専門職の教育を胸に巣立つ、卒業生のためにも、現場を担う多くの関連職員教員のためにも、それぞれの専門職の使命が力強く、温かく連携の成果を届けられるよう願います。本著の目標は、ひとえにこのゴールを目指しております。

　今後、この連携の目標に向かっての教育、臨床、地域の実践現場における勉学も研究も、一層しっかりと構築、発展していきますことを心より祈念いたします。

おわりに

　甚だ不十分ながら、著者それぞれが、これまで置かれてきた立場と現場での実践から執筆させていただきました。皆様のご指摘、ご支援をいただきまして、さらに充実する改版へと進められますよう願いまして、この初版を世に送らせていただきます。

　本著出版にあたりましては、協同医書出版社社長中村三夫氏のご指導、ご担当の宮本裕介氏のお骨折りをいただきました。執筆者一同心より御礼申し上げます。

矢谷令子

引用文献

1) 砂原茂一：リハビリテーション．岩波書店，1980，pp57-74．
2) The council on medical education of the AMA：Allied Medical Education Direforg, 1974.
3) Farber NE et al.：Allied Medical Education. Charles C Thomas Publisher, 1989.
4) 矢谷令子：ヨーロッパ作業療法教育の動向．理学療法と作業療法 11：271-277，1977．
5) 坂上祐樹，迫井正深：地域医療構想について．公衆衛生情報 46(4)：3-9，2016．

本シリーズの特徴

①IPの基本と原則
　IPを学ぶうえで欠かすことのできない基本的な知識や、IPが今求められている背景、なぜIPが必要なのかを詳細に解説しています。学生、臨床家、教員にかかわらず、IPに関心がある全ての人にとって必須の基本書となっています。

②教育現場でIPを実践し学ぶ
　主に保健・医療・福祉専門職を養成する学校の教員の方を対象としています。それぞれの学校でIPEを推進し、学生へ連携を教授する方法が詳細に解説されています。教員のみならず、臨床家や学生がさらに発展的にIPを学んでいく際にも活用できます。

③はじめてのIP　連携を学びはじめる人のためのIP入門
　主に学生・初学者の方を対象にしたIPの入門書です。IPE、IPC（IPW）、連携といった言葉に関心はあるけれど、何から勉強すればよいかわからないという方は、①と共にまずはこの本から学びはじめることがお勧めです。

④臨床現場でIPを実践し学ぶ
　すでに臨床現場で働いている専門職の方を主な対象としています。それぞれの現場で連携を実践し、さらに周りの専門職と一緒にIPを実践しながら学んでいくための方法が数多く紹介されています。また、全国各地でIPC（IPW）を実践されている現場の臨床家の方たちの実践報告も数多く紹介されています。

⑤地域における連携・協働 事例集　対人援助の臨床から学ぶIP
　20の事例をきっかけに連携について考え、学ぶことができる事例集です。学校教育や臨床現場でのディスカッションの材料として幅広く使用することが可能で、IPを学んでいくために必携の事例集となっています。

目 次

推薦の序　iii
はじめに　vii
本シリーズの特徴　xi

序章　事例から考える〜その意味と方法〜　1

1　本書の内容と構成　2
2　本書の活用方法　6
3　多職種連携・協働による事例検討と地域包括ケア　6
4　事例とは何か　9
5　共通理解モデルによる事例検討　11
6　事例検討の課題と獲得目標　12

第1章　病棟における困難事例　15

- 事例1　自宅退院を希望しているが介護力に不安のある老夫婦　16
- 事例2　糖尿病を放置し透析導入となった50代の単身男性　24
- 事例3　夫の自宅退院を拒否する妻　32
- 事例4　自己決定に不安のある高齢単身女性　39
- 事例5　育児放棄した息子との同居を希望する50代脳卒中男性患者　46
- 事例6　障害を受け止められない高齢の母親と40代の長男　53

第2章　地域・在宅ケアにおける困難事例　61

- 事例7　暴力を繰り返す息子と離れようとしない高齢夫婦　62
- 事例8　ゴミ屋敷で暮らす対人不信の40代単身男性　70
- 事例9　両親を支える不登校の高校生　78
- 事例10　入退院を繰り返す依存的な高齢単身女性　85
- 事例11　徘徊する母親に怒りを露わにする60代の息子　93
- 事例12　理解力に不安のある高齢夫婦　102

第3章　連携・協働に困難を抱える専門職の事例　　111

- **事例13**　コメディカルの意見に耳を傾けない医師　112
- **事例14**　アディクション患者を極端に嫌う理学療法士　116
- **事例15**　昼間から飲酒する独居高齢者が心配で仕方がない訪問看護師　120
- **事例16**　尊敬できない上司をメールで攻撃する作業療法士　124
- **事例17**　「引きこもり」の利用者に不用意な言葉をかけてしまった訪問介護員　128
- **事例18**　糖尿病を患う高齢女性への栄養指導に苦慮する管理栄養士　132
- **事例19**　個人的な関係で訪問診療を手配するケアマネジャー（介護福祉士）　136
- **事例20**　縄張り意識の強い主任介護支援専門員（社会福祉士）　140

終章　チームの成熟とリフレクション　　145

1. 対象理解、他職種理解、自己理解　146
2. 共通理解とチームの成熟段階　147
3. 臨床的人間理解の視座　148
4. 課題認識の視座：当事者の立場からの課題抽出　148
5. リフレクションの勧め　150

サブテーマ一覧

	事例1	事例2	事例3	事例4	事例5	事例6	事例7	事例8	事例9	事例10	事例11	事例12	事例13	事例14	事例15	事例16	事例17	事例18	事例19	事例20
サブテーマ1 連携・協働実践とその課題																				
患者・家族理解とその共有	○	○	○		○	○	○	○	○	○	○						○	○		○
患者・家族との合意形成	○	○	○	○	○	○	○	○		○		○					○	○		
意見の異なるスタッフとの相互理解	○	○	○	○			○			○			○	○	○	○				
自分の問題意識を他のスタッフに伝える				○		○							○		○					
不安なスタッフを支える														○	○	○		○		
病院等組織内カンファレンスの運営	○	○	○	○	○	○							○				○			
患者・家族との協働		○			○			○		○		○	○				○			
地域専門機関との連携・協働		○	○	○	○	○	○	○	○	○				○		○	○		○	○
職種を超えた専門職コミュニティの形成					○	○											○		○	○
サブテーマ2 医療・福祉問題																				
療養条件の確保と援助		○		○					○	○		○							○	○
家族問題とその影響		○	○		○	○	○	○	○		○		○	○	○	○				
アルコール等依存症関連医療問題		○	○		○				○					○	○			○		
母子密着／共依存					○	○		○		○		○						○		
児童／高齢者の虐待問題					○		○		○		○							○		
発達障害に起因する生活問題									○								○			
ジェンダー			○	○						○					○	○		○		○
認知症介護問題	○										○	○								
老老介護問題	○		○									○							○	
独居生活の援助		○		○	○		○		○							○				○
ターミナルケア	○			○					○				○							
地域関係からの孤立		○			○		○	○		○	○						○			
専門職の意識・能力による問題				○		○		○				○		○	○	○	○	○	○	○

序章

事例から考える
～その意味と方法～

1 本書の内容と構成

1 事例とサブテーマについて

　本書で取り上げる事例には、二つのサブテーマを設けている。

　まず本書の各事例は、事例の記述内容を、その問題状況の現象面から分類したものである。タイトルがそれぞれの記述内容を端的に表現している。事例のタイトル自体には、連携・協働の内容や事例の問題状況の構造や本質といった要素は含まれていない。

　「第1章　病棟における困難事例」、「第2章　地域・在宅ケアにおける困難事例」はサービス利用者の事例であり、現象が現れている「場」によって分類してある。

　「第3章　連携・協働に困難を抱える専門職の事例」は、専門職に現れる困難の中から特徴的なものを取り上げてある。いずれもどの職場にも一人か二人は見られる事例でありながら、連携・協働の仲間として向き合う際に、特別の理解と意識的な関わりが求められる事例である。

　サブテーマ1は、「連携・協働実践とその課題」による分類である。IPC（IPW）の研究では、コンピテンシー★1に関する研究は見られるが、個人レベルのスキルを問題としていることが多い。これに対して本書は、個人レベルのスキルについても事例中に記述はしてあるが、あくまでも全体の目的は問題認識や共通理解の形成にあり、そのような文脈であえてスキルによる分類をせず、課題分類としてサブテーマを設けた次第である。ここでは、関係形成上の課題や方法を、グループでの議論を通して考えるための指針として、項目を設定してある。

　サブテーマ2は、「医療・福祉問題」による分類である。事例の記述内容が、どのような医療・福祉問題を取り上げたものか、どちらかといえば、社会福祉学的な観点からその内容を分類したものである。

　この二つのサブテーマは、いずれも事例というものが本来持っている全体性や援助の包括性を前提として、それを学問的なトピックの断面から整理したものである。事例というと個別的なもの、という印象を抱きがちだが、その内容には、普遍的な組織論的要素や実践の課題、そして社会科学的な問題認識の要素が含まれていることを表現する意図を持っている。それはとりもなおさず保健・医療・福祉専門職の多職種連携・協働の今日的課題にほかならない。本書の読者はこの構成から、今日、保健・医療・福祉専門職に求められる多職種連携・協働の課題が、個別的個人的な連携技術の習得の問題に留まらないことをご理解いただければ幸いである。

2 事例の記述項目とその意図

　本書では事例を、グループディスカッションによって理解を深めていくことを念頭に置いて記述してある。「第1章　病棟における困難事例」、「第2章　地域・在宅ケアにおける困難事例」では、すべての事例が、事例編、カンファレンス編：ディスカッション、解説編の3つのパートから構成されている。

　事例編では、課題事例に関する情報が提示されている。情報は、事例の内容によって多少の差異はあるが、基本的に以下の情報から構成されている。

【問題状況】＝事例の概要
【基本情報】＝▶事例の場、▶患者／クライエント、▶病名、▶家族構成、▶生活状況
　　　　　　　（職業／収入、住居）、▶社会資源の利用状況、▶生活歴、▶療養経過
【関係者の認識：連携・協働の課題】

　カンファレンス編は3つのパートから構成されており、それぞれ病棟・地域／在宅ごとに議論のステップを設けてある。この3つのステップは、単にグループでの議論の段階だけでなく、チームビルディングの過程であり、実践的なカンファレンスの過程でもある。

　このステップに沿ってグループディスカッションを行うことで、臨床的な援助過程の思考手順を疑似体験できるようになっている。病棟事例と地域・在宅事例では、カンファレンスの課題が若干異なるが、これは入院医療と地域・在宅ケアの場合の生活的、福祉的情報収集の過程と専門職の関わり方の違いを反映したものである。

　一般的には、入院医療における専門職の関わりは、患者・家族の時間軸に対して横断的であり、入院時に治療と看護に必要な一定の情報を収集することで、機能的で効率的な医療サービスの提供を行うのが通例である。入院医療では、生活史などプライバシーに深く関わる情報の収集は、アプローチが治療に特化されているため必要性は低く、スタッフに意識化されないのが通例である。これに対して在宅医療の場合、専門職は患者・家族の時間軸に沿って関わるのが通例である。生活の中でのケアは、サービス利用者・家族の満足や価値の形成といった中・長期的な目標に沿って提供されるため、最低限の医学的情報の収集はするが、むしろ信頼関係の形成に優先順位がある。したがって個別的な援助に必要な情報の収集は、時間をかけて、段階的に行われる。そのため、生活問題に関する初期アセスメントの重要性は入院医療ほどではない。以上のことから、病棟事例と地域・在宅事例とではカンファレンス編のステップを変えてある。

★1 …【各国の多職種連携コンピテンシーについて】（①p80）参照

【カンファレンス1】
- 病棟事例：初期アセスメント
- 地域・在宅事例：患者・家族理解

【カンファレンス2】
- 病棟事例：患者・家族理解
- 地域・在宅事例：連携・協働の問題点

【カンファレンス3】
- 病棟事例：支援計画の策定と協働実践の組織化
- 地域・在宅事例：今後の支援と連携・協働課題の整理

また、それぞれのカンファレンスにおいて提示したディスカッション課題に対して、「考察の手がかり」を挿入してある。これは各ディスカッション課題に接近するための議論の糸口であり、課題の本質に接近するための認識のポイントでもある。

次の解説編においては、【事例理解のポイント】【連携・協働の課題：事例から学ぶべきポイント／共通理解のポイント】の二つを設定してある。内容としては、概ねカンファレンス編の課題に対する回答となっている。

本書が、単なる医療技術の接合を問題としているのではなく、全体性を持つ生活問題に対する包括的支援体制の構築を課題としているため、解説の内容は社会福祉援助論的な観点から記述されている。

3 「第3章　連携・協働に困難を抱える専門職の事例」について

高度医療技術の提供を担う三次医療機関の場合、医師を頂点とする指示命令系統が強固に構築されているため、コメディカルスタッフの業務において、それぞれの人間的個性が発揮される余地は、決して多くはない。いわば中央集権的チームが主である。それに対して、市民のさまざまな生活問題が、疾病とともに持ち込まれる地域医療の現場では、各職種の業務と判断は、一定の自律性を持った権限分散型協働的チーム編成となる。

そこでは、一人ひとりの専門職の個別的人間的な要素が業務に現れやすい。それ自体がストレートに問題となるわけではないが、個性の内容によっては、連携・協働の障害となって私たちの前に現れてくる。

「第3章　連携・協働に困難を抱える専門職の事例」では、そのような一見特異な事例のように思われるが、実はどこにでもある一般的なスタッフの問題を事例として取り上げた。そのほとんどは、スタッフ自身の生活史的な自己体験に根ざした困難が、業務の上に現れたものである。患者・家族の問題と極めて同質性の高い問題を、私たち専門職が自己

体験していることは非常に多い。保健・医療・福祉の専門職は、そうした自己体験を、決して"個人的なこと"として簡単に片付けてはならない。職種に限らず援助専門職の仕事には、技術の行使以前に、専門職個人の人間的特性が、援助対象者との関係の中に現れてくるものである。自己を振り返る必要のある仲間の中にある"当事者性"を私たちは前提として捉え、仲間との協働的関係をつくっていくことが、これからの援助専門職に求められている。

そのような観点から、「連携・協働に困難を抱える専門職の事例」では、事例のタイトルにある人物を問題として検討するのではなく、その人物の背景を理解することを目的として記述がなされている。実は、援助専門職の中にある"当事者性"こそが、専門職と当事者を結びつける共感的理解の重要な媒介項となるのである。

以上のような観点から、共に働く私たちの仲間にも相互援助の目を向けるべく、理解と支援の課題を考える教材としてスタッフ事例を設定した次第である。

4 本書は連携・協働を「考える」事例集である

本書では、「こうすれば連携ができる」というような連携・協働のモデルを示し、それを読者が読み進めることで技術を習得するということを意図していない。そもそも連携・協働とは、さまざまな条件の下でさまざまな要因が絡み合って作り上げられる複雑な組織的活動であって、「こうすれば良い」というようなモデルを提示してみたところで、それが読者の学習や現任訓練に資するわけではない。なぜなら職場の環境や条件、そしてそこに位置する個々人の能力には、数多くの個別的差異があるからである。しかしそれでは、連携・協働は人の数、現場の数ほど存在することになり、学問として科学的に追求する意味は無くなってしまう。いくら多様といっても、そこに求められる原則は存在する。したがって本書では、前述のように特に地域医療・地域包括ケアの場面を念頭に置き、連携・協働の典型的な困難事例をピックアップした。その事例を「学ぶ」というよりは「考える」ことを通して、連携・協働の原則と具体的な場面におけるスキルを、読者に理解してもらうという意図を持った構成となっている。

2　本書の活用方法

　本書は、集団的な事例検討の場を念頭に置いて執筆されている。したがって、カンファレンス編の課題設定に沿って活用していただくことを想定している。しかしながら、議論の課題や段階の設定は、学習の進め方に応じて、また教材を活用する方の考え方によって、自由に改変していただいて構わない。サブテーマ1（連携・協働実践とその課題）に沿って横断的に、特定の連携・協働課題について、複数の事例を検討することも有効な活用方法である。また特定の医療・福祉問題に関する協働的アプローチを学ぶという点ではサブテーマ2（医療・福祉問題）に沿って、活用していただいても良い。また、ディスカッションの課題は、3つの課題すべてに取り組まなくても良く、初期アセスメントについて学ぶという観点からディスカッションの課題の初期アセスメントのみに取り組む、といった方法もある。それぞれの事例ごとに、事例の全体性を学ぶことも有効であり、サブテーマ1（連携・協働実践とその課題）・サブテーマ2（医療・福祉問題）に沿って横断的に学んでも良い。是非、試行錯誤的に、学習・教授方法を研究していただきたい。

3　多職種連携・協働による事例検討と地域包括ケア

1　職種横断的事例検討

　事例報告（会）、事例検討（会）、事例研究（会）などさまざまな名称が付けられているが、これらはおおよそ保健・医療・福祉の領域全般において、患者を対象として、技術の行使や関わり方を見直すための専門職による集団的な研究・教育活動とその場を示すものである。

　こうした場による研究・教育研修は、臨床心理士や社会福祉士（以下、ソーシャルワーカー）などの対人援助専門職の領域では、「スーパービジョン」といわれ、それぞれ専門のスーパーバイザー養成も行われている。しかし、多職種の協働に関しては、どのような臨床の場のどのような問題を捉えるのか、またそこに求められる専門職的職能の内容、教育方法、スーパーバイザーに求められる技術と知見など、成熟した議論はまだないのが実情である。

症例検討や事例検討についても、従来は、各専門職の所属機関を中心として、学会や研究集会、職能団体の研修会などにおいて、それぞれの職種ごとに実施されてきた。多職種が集う学会や研究集会も数多く存在したが、そこでは、改めて対象、問題、方法などは議論されてこなかったと言って良いだろう。

　しかし、学問的検討とは別に、実践として、多職種による事例検討は、主として地域医療の現場を中心として取り組まれてきた歴史がある。大学病院や救急救命センターなど高度医療機関において、多職種協働実践が見られなかったわけではないが、チームの目的が治療にあり、そのための高度な技術の行使を使命とする機関においては、どうしても、医師の指示による階層的な組織構造が成立しているのが通例である。それに対して、一部の先進的地域医療の現場では、患者・家族を対象として、治療のみならず、生活に関わる問題を取り扱い、医療サービスの提供と同時に包括的な支援を行ってきた。例えば地域医療機関では、一人の高齢患者の自宅退院にあたっては自宅での生活や介護の条件などにまで視野を広げ、準備を検討するのは通例である。治療及び介護の課題、予後、緊急時の入院体制などなど、治療以外の諸課題を視野に入れなければならない。

　そのため、当然のことながら、医療関係職種はもちろんのこと、地域における保健や福祉領域の専門職、当事者集団や民間支援団体など多数のマンパワーとの連携は必須の条件となる。つまり、技術的な水準は極めて一般性の高い「ジェネリック（generic）」もしくは「コモン（common）」なものであるが、患者・家族の抱える問題の中では、その適用範囲が広く、そのため連携・協働するマンパワーの範囲も自ずと広範なものになってくる。範囲が広くなれば当然、連携・協働における意思の疎通や共通認識の形成、そして連絡体制の構築においても、その困難性は増してくる。つまり連携・協働の方法・技術は個別の臨床の方法・技術と不可分でありながら、単純にその延長線上で考えられないことを私たちは理解しておく必要がある。

2　先進的地域医療実践における協働の構築

　今日、「地域包括ケア」が提唱されているが、一部の先進的地域医療機関は、かねて患者の生活問題を包括的に捉え、地域の広範なネットワークの中で、実践を行ってきた。このような実践を意識的に行ってきた地域医療機関では、多職種によるカンファレンスは日常的な業務であり、定式化された方法論はなくとも、機関ごとに独自の工夫が積み重ねられてきている。「地域包括ケア」の推進を背景として、これまで実践として培われてきたものが、ようやく時代の要請としてクローズアップされ、方法論的な一般性の抽出を志向した学問的な検討が求められるようになってきたのである。

　いわゆる「地域包括ケア」における連携・協働は、話し合いや協働の経験を通して関係

を形成し、実践されるものである。そこには、上意下達による組織的指示系統はない。他の経営体との組織・機関レベルの連携・協働や他機関所属の専門職との連携・協働、ましてや専門職ではない市民との連携・協働には、何ら上位に位置する権力や管理統治機構もない。組織間または専門職間で、何らかの業務上の申し合わせ事項が決定されることもあるが、実践の大半は、一定の共通理解を伴った相互関係に依存しており、関係する個々人が、患者の状況と連携相手の専門職の状況を勘案しながら、実践が形成される。個人が働く一定の組織的条件を前提として、協働関係を形成しようとする個人・集団レベルでの専門職の態度や考え方、そしてそのための行動が問われている。そしてその答えは、学問的に確立されておらず、既知の実践の中に、一定の原理原則と、技術そしてノウハウが潜在しているのである。

3 チーム医療との相違

　当然、大学病院や国立病院など高度先進医療を担う医療機関の病棟における連携や、救急救命センターなど三次医療機関における連携も重要である。しかし、これらの機関の組織内部における連携は、同一組織において、治療という同一の目的を持ち、そのために編成された業務システムがあり、その中で執り行われる治療行為の一環としての性格の強いものである。通常、この連携は厳格に基準化・ルール化され、組織として統率されており、関わる専門職個人の判断や裁量の余地はほとんどない。

　同一組織内での連携は、同一の経営的ミッションのもとで、職務として規定されているはずであり、一定の時間的な経過の中で業務システムが確立されている。そこでの連携は、いわば個人の裁量による自由度よりも組織としての規制を前提としたルールでつながっている。ルールは言い換えれば法律であり、個人の判断と勝手な解釈で遵守しなかったり、解釈を時々で拡大・縮小することの許されないものである。個人は否応なしに組織が規定したルールに則って業務を遂行しなければならず、個人的理由で逸脱することは許されない絶対的なものである。それがあるからこそ、組織が組織として成立するのである。

　これに対して、地域における市民や他機関を巻き込んだ連携・協働は、いくつかの点で「チーム医療」と呼ばれるものとは大きく異なっている。1点目は、経営・運営方針が異なる他機関・法人・団体との連携・協働が課題となっている点。2点目は、前述のように、生活の場を基盤にした多職種連携は、生活領域の多面性・包括性に伴って連携・協働する専門職の範囲が広範になる点。3点目は、人間存在そのものや生活・地域を基盤にする以上、連携・協働の範囲は、生活問題を抱える当事者や地域で活動する市民集団など、制度的専門職以外の市民との協働が不可欠であるという点である。この3点は、連携・協働を考察し、構築するにあたって、極めて重要な要素である。

4 時代の求める課題

　以上のような、今日的な医療・福祉の時代背景を踏まえ、この事例集では、主として、地域の医療・福祉関係機関を中心とした連携・協働に焦点を当て、そのフィールドにおける事例を取り上げる。この中には、地域医療を担う医療機関の病棟を主な舞台として、入院中の患者の退院のための組織間、専門職間の連携の事例も含まれる。

　近年注目されている連携実践として、栄養サポートチームや褥瘡対策チームなどもあるが、本書では、学ぶべき連携・協働の課題の質を極力、一貫性のあるものとして提示するため、あえて地域包括ケア関係事例としてまとめる次第である。

4　事例とは何か

1 実態の断面としての事例

　事例を検討する前に、事例とは何かについて理解しておくことが必要である。まず、おさえておかなければならないのは、事例は患者・家族の実体の断面でしかない、ということである。事例と実体は同じものではない。事例は患者・家族の実体の断面を言語的に表現したものであって、記述する人の視角や視点に依存した情報である。

　私たちが通常、「医学的」「看護学的」といった形で表現している状況は、「実体を既知の学問的観点から認識し言語化した情報」である。実体としての人間や生活は、現実世界において、実存する一つの有機的な統一体であり、全体的立体的な構造を持ちながら、固有性を形成している。事例検討にあたっては、記述をもとにしつつも、患者・家族を「諸要素の統合体」として捉えることが必要である。

　「諸要素の統合体」として人間を捉えた場合、援助活動の場は生活の場であり、そこでは保健・医療・福祉の専門職は、決して指導的立場にいるわけではない。またリーダーシップを担っているわけでもない。非専門職の市民レベルの援助者と協働関係にあるメンバーの一員に過ぎない。専門職は、決して患者・家族に対してパワーのある立場に位置するわけではないのである。そして、トータルな存在としての人間の、もっとも身近なロールモデルは、同じ問題を抱える当事者の仲間である。決して、社会制度として機能的に規定された保健・医療・福祉の専門職ではない。そこに、多職種連携と表現される組織体の限界がある。逆にその点にこそ当事者との協働の必要性とその意義があるといえよう。

2 事例と臨床の関係

前述のように、事例とは、全体である人間と人間の生活を、ある断面から切り取って言語化したものである。当然、全体は再構成されておらず、言語的表現に反映されていない情報や状況がある。そこで、事例にはどのような要素があるのかを踏まえたうえで、事例検討に入る必要がある。

〈事例に含まれる要素〉
①生活問題の全体性…学問や科学は一断面に過ぎない
②援助の包括性…援助対象は全体性を持つので援助は包括的でなければならない
③要素の相互連関性…生活問題は、家族を基盤にして、複雑に相互の問題が絡み合っている
④個別性／固有性…その人やその家族に特徴的な状況がある
⑤一般性と個別性…一般的な人々の状況から見て、この「人・家族」にしかない顕著な特徴がある
⑥社会性…常に個人には社会的な影響があり、その文脈で事例を捉えることが重要である

以上の観点から事例を立体的に捉える必要がある。

本書における事例は、すべて「○○○○した××の人」というようなタイトルが付してある。これは、一般的な事例・症例検討の方式に則ったもので、主として臨床家の立場から見えてくる（問題と思われる）状況を簡潔に表現したものである。決してこのタイトルは、事例の中にある医療・福祉問題の本質を表現しているのではない。しかし、本書の主な読者である保健・医療・福祉の臨床家が、まず直面する現象をタイトルとすることによって、臨床的な認識の歩みに沿って事例検討ができるようにしてある。

したがって、「○○○○した××の人」とタイトルが掲げられていたからといって、決してその事例のタイトルである「××の人」が根本原因ではない。

私たち臨床家から見れば「××の人」の問題のように見えていても、当事者から見れば、むしろ「自分のことを分かってくれない専門職」の問題であることも多い。生活の場における問題は、一定の社会学的・社会福祉学的な分析検討は可能であるが、多面的な関係の中で、「何を問題とするか」、その問題の捉え方には、相互の立場がある。

事例の全体性を捉えるということは、事例検討を進める中で、そのような関係の相互性や多面性を可能な限り認識しようとするものである。問題の背景や理由を探ることにより、事例の持っている問題の成り立ちとその範囲、質などに接近していくことにつながる。

つまり、私たち臨床家が向き合う「人」の問題は、実は社会的な背景を持った多面的で全体的な問題であるが、常に臨床家は、その断面から関わるしか術がないのである。人間と生活の全体性に対して、臨床家の専門的所作は、常に部分的な働きかけにしかすぎないのである。だからこそ専門職の仕事が、援助対象となる人に対して、意味のあるつながり方を持っていなければならないのである。援助の「包括性」とはまさにそのことを意味している。そして連携・協働とは、専門職・市民など問題に取り組む人たちの所作が、援助対象にとって「統合的な意味」を持つための方法なのである。つまり、連携・協働の本質は、関係者の「結びつき」の「目的」とその「意味」なのである。

5　共通理解モデルによる事例検討

1　共通理解モデル

　本書は、共通理解モデルによる多職種による連携・協働実践に関する事例集である。

　共通理解モデルとは、本書の編者である藤井、大嶋、吉浦が提唱する保健・医療・福祉の多職種協働の一つの原理である。患者・家族（当事者）理解、他職種理解、自己理解、この3つを基本として、その相互理解が連携・協働の基盤となる、という考え方に基づく理論である。

　このモデルの根底には、そもそも患者・利用者の保健・医療・福祉的ニーズは、生活の全体的な状況を基盤として発生しているものであるという認識が第一義的にある。したがって、保健・医療・福祉の専門職が患者（利用者）・家族に対して何をなすべきかは、この援助対象となる人々の生活と生活問題の認識に依存する。そしてその実行過程は、自らの専門性を基盤にしつつも、多職種の所作をどのように統合すれば生活問題の解決・緩和に寄与するのか、その認識の中で、初めて多職種との関わりのあり方が見通せる。そして最後に、あらゆる分野の対人援助の臨床においては、一連の患者（利用者）・家族、連携・協働すべき専門職集団との関係の中での、自己のあり方を再検討する視点の必要性がある。本書は、こうした考え方の筋道に則って、連携・協働の課題を捉えた事例集である。したがって、本書の事例は、すべてこの共通理解モデルに基づく事例である。

2　多職種による学習

「多職種による実践」には二つの文脈がある。一つは、多職種の連携・協働を素材とした事例集という点である。今日、患者、家族、サービス利用者など生活上の困難を抱えている人々への援助には包括化、総合化の視点が不可欠であり、多職種による集団的組織的働きかけは、問題に対して有機的なつながりを持っていなければならない。本書は、その実際の連携・協働の形成や展開に関わる学習を進めるための事例集である。特に、連携・協働を進めるうえでの障害や問題に関わるトピックを取り上げ、それへの対応の方向性を示してある。

もう一つは、事例検討そのものを多職種で行うことを想定した教材という点である。専門職教育は、資格制度別にそれぞれの教育体系が形成されている。近年、多職種連携教育（IPE：Interprofessional Education）に取り組む教育機関も増えてきているが、職種横断的な臨床教育は、その重要性に反して十分な普及を見せていない。そこでの教育プログラムもまた、学問的にも実践的にも開発途上であり、一層の研究と試行錯誤が求められている。本書は、我々の多職種連携・協働教育プログラム開発に関する、これまでの研究及び実践の成果の一部をもとにして作成されたものである。

この二つの「多職種による」実践は、相互に関連性を持っている。成熟したチームや協働関係は、短期日に形成されるものではなく、各専門職の学習に加え、連携・協働の経験の蓄積に負うところが大きい。その過程では、さまざまな学習の積み重ねや相互の意見交換や議論を通して、メンバー相互の理解の深化が螺旋的な発達系として展開されているはずである。本書を活用した多職種による事例検討は、専門の異なる他職種との議論を経験し、職種間の相互理解、メンバー各自の人間理解を深める実践的交流の筋道の、ほんの一端を疑似体験することにつながるものである。

6　事例検討の課題と獲得目標

1　患者・利用者事例における課題の整理

ディスカッションを経て抽出された援助課題を、図1に分類・整理することによって、連携・協働の課題がより明確になる。すべての事例に当てはまるわけではないが、地域・在宅の困難事例においては、有効な枠組みである。

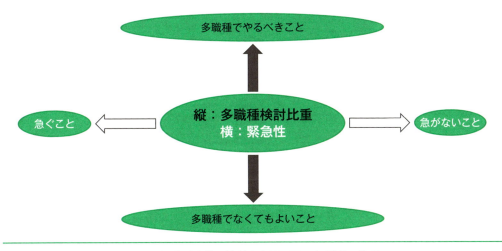

図1　多職種連携・協働を念頭に置いた課題の整理
(野中猛，他：多職種連携の技術．中央法規出版，2014，p97をもとに筆者が作成)

2　事例検討での獲得目標

共通理解モデルを前提として、本書の活用による獲得目標として、以下の9点を示す。

①専門職の連携・協働が対象者にとってどのような意味を持つのか、当事者側の価値・利益の観点から連携の意味・効果を考え理解する
②①を患者のみならず他の家族メンバーの立場からも包括的に理解する
③②の基礎となる全体的な人間と生活の理解を学ぶ＝当事者理解
④包括的な援助とはどのようなものかを理解する
⑤生活の全体性を把握するための多職種による議論の総合化を学ぶ
⑥連携・協働の組織方法とその課題を学ぶ
⑦他職種の理解と多職種による合意形成の方法について学ぶ＝他職種理解
⑧連携・協働の中にいる自己理解を深める＝自己理解
⑨共感的理解を基礎とする相互理解に根ざしたチーム形成を志向する

臨床における多職種連携・協働とは、以上の獲得目標に対して、連携・協働するメンバーによるネットワークを通して、当事者のさまざまな訴えや情報を集め、さらにメンバーの見解や評価を、フラットな関係の中で議論・交換しながら、接近していくものである。

3 事例と討論から何を学ぶか

　援助専門職の事例検討は、自然科学的に対象を捉え、それを分析だけしても通用しない。また、実践経験だけを語っても不十分である。組織的実践における方法は、医学における「診断と治療」とは異なる。普遍性を意識しつつ、個別的な対応の経験値から学ぶことが必要になってくる。つまり、一般性と個別性の複眼的視点が必要となる。また、専門的視座と全体論的視座の複眼的視点も、重要な課題である。以上の点を踏まえ、事例を検討していただければ幸いである。

第1章
病棟における困難事例

事例 1　自宅退院を希望しているが介護力に不安のある老夫婦

サブテーマ1（連携・協働実践とその課題）：患者・家族理解とその共有、患者・家族との合意形成、意見の異なるスタッフとの相互理解、病院等組織内カンファレンス

サブテーマ2（医療・福祉問題）：認知症介護問題、老老介護問題、ターミナルケア

事 例 編

問題状況

Aさん（77歳、女性）は、3年前に脳梗塞・右片麻痺を発症し、H病院の療養病床に入院中である。入院したまま特別養護老人ホームへの入所を待ち2年が経過した。Aさんは夫のBさん（81歳）と二人暮らし。子どもはいない。Bさんは足腰はしっかりしており、毎日面会に来ている。病状は安定しているため夫婦は自宅退院を希望している。しかし夫には持病があり、耳も遠く、最近は物忘れが目立つようになってきた。そのため、病棟スタッフは、十分な介護ができるかどうか不安を感じている。

基本情報

▶事例の場
都市部の療養型病院H病院の病棟

▶患　者
Aさん（77歳、女性）

▶病　名
脳梗塞右麻痺、要介護4

- 現在のAさんのADL（Activities of Daily Living：日常生活動作）評価 ※FIM（Functional Independence Measure：機能的自立度評価表）による

　食事：5、トイレ移乗：2、移乗：1、移動：1、階段：1、トイレ動作：2
　排尿：2、排便：1、整容：3、清拭：1、更衣上：2、入浴：1、更衣下：1

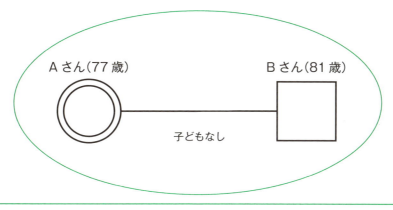

事例1　ジェノグラム

▶家族構成〈事例1　ジェノグラム〉

夫のBさん（81歳）との二人暮らし、子どもなし。
Bさんは難聴、狭心症の既往歴。
親戚は遠隔地にいるが、高齢。時折連絡を取り合うのみ。

▶生活状況

- Aさんは結婚以来専業主婦。明朗快活な性格。子どもが欲しかったが恵まれず。
- Bさんは元公務員。定年退職後しばらくパートで働いてきた。真面目でおとなしい性格。
- 夫婦関係は良好。自宅は持ち家。年金と蓄えで生活している。
- Bさんが毎日面会に訪れ、終日Aさんに付き添う生活を過ごしている。

▶社会資源の状況

- Aさんの居住している自治体では、特別養護老人ホームの待機者が多く、待機期間は長期化している。しかしAさんは既に2年待機しており要介護度も4であることから、1年以内には入所となる見通しである。
- 在宅での介護サービスの水準は、都市部の平均的な状況であり、要介護度に応じた一般的なケアプランは十分に組むことができる。しかし、夜間の介護支援や特別養護老人ホームへの緊急ショートステイ・ミドルステイなどの条件はあまり充実はしていない。

▶生活歴／療養経過

3年前に脳梗塞右片麻痺発症、急性期リハビリテーション病院に3か月入院。その後回復期リハビリテーション病院に転院し3か月入院した後、老人保健施設に入所6か月を経て現在H病院入院中。H病院に入院して2年が経過した。

病院側は、Aさんにあえて退院を迫ってはいない。特別養護老人ホームにそう遠くない時期に入所が可能ではないかと病院側は考えており、直接入院から入所につなげる方針である。

関係者の認識：連携・協働の課題

　Aさんの自宅退院を巡る病棟スタッフの意見は、以下のように分かれている。今後、どのように方向性を定め、合意を形成するのかが課題となっている。

- **主治医**……夫は介護力としてはあてにできず、在宅介護は危険と判断している。自己決定の尊重といっても客観的に判断すべきであり、特別養護老人ホームに入ることができるまで入院の継続で説得するしかないと考えている。Aさん夫婦は、現実認識に弱い面があると捉えている。

- **看護師**……難聴や物忘れのために夫Bさんでは十分な介護はできないという点については看護師全員の一致を見ている。懸念される点は、体位交換を忘れて褥瘡ができたり、移乗の際に転落させたり、といった事態である。しかし、とても在宅は無理という立場の看護師と、訪問看護と訪問介護を最大限利用して何とか本人たちの希望を叶えてあげたいと考える看護師とに立場が分かれている。

- **ソーシャルワーカー**……介護サービスを最大限利用して、何とかAさん夫婦の希望を叶えてあげたいと考えているが、夫の介護には不安を感じており結論が出せていない。他職種を説得するためにも、自宅退院＝在宅ケアが可能か否かの客観的判断基準が必要と考えている。

- **理学療法士**……仮に在宅ケアとなった場合は、ほぼ全介助状態になると評価。入浴については入浴サービス＋清拭、Bさんの介護者としての能力については、危険ありと判断している。

カンファレンス編：ディスカッション

カンファレンス1：初期アセスメント

　ここでは事例情報を踏まえて、今後の療養の方向性について、初期段階のアセスメン

トを行います。あなたは、Ａさんの自宅退院について、どう考えますか？ 情報をもとに、各自で今後の方向性についてアセスメントしてみましょう。また、その結果をグループで話し合ってみましょう。

考察の手がかり

1. 事例では、スタッフによって見解が異なっています。各職種はどのような観点から、どのような判断をしているのでしょうか。各職種の考え方を検討し、みなさんの考え方を提示してください。
2. 文中に記述されていない隠れた疾病・心身の状態や生活状況を推論的に考え、患者・家族に関する臨床像を作り上げていきましょう。臨床の現場では、必ずしも欲しい情報がすべて手に入るわけではありません。優れた医療・福祉の専門職は、患者・家族の状況に関する未知の実態があったとしても、既知の情報と臨床経験をもとにして、仮説的なイメージを持ちながら、その全体像に接近しているものです。「情報がないから分からない」ではなく、「既存の情報から考えると〇〇の可能性がある（考えられる）」といった推論的考察の技術を身につけるよう心がけましょう。

カンファレンス２：患者・家族理解

ここでは、ケアマネジメントの基盤となる患者／家族などの当事者の人間理解を学びます。一般にはニーズが聴取されれば十分と考えられていますが、より深いレベルの人間理解がなされた時、私たちの患者／家族との向き合い方は変わってきます。

1. なぜ、この夫婦は自宅退院を希望するのでしょうか。その理由や背景を考えてみましょう。
2. そのニーズの根底にはどのような意識や不安があるのでしょうか。当事者の立場に立って考察してみましょう。
3. ＡさんＢさんの「自宅退院の希望」という訴えは突き詰めると、どのようなニーズの表明なのでしょうか。そのニーズの本質的意味を考えてみましょう。

考察の手がかり

主治医や一部のスタッフは、夫Ｂさんが主介護者となる在宅ケアは困難であると判断しています。ＡさんとＢさんは、自分たちで在宅ケアが可能だと考えているのでしょうか。主治医らの判断がしっかり伝えられたら、在宅をあきらめるのでしょ

うか。それとも判断力が欠如しているのでしょうか。Aさん、Bさんの立場からも、その主張の背景や理由を考察してみましょう。

カンファレンス3：支援計画の策定と協働実践の組織化

　ここでは、ケアマネジメントの方向性の決定方法と課題に応じた連携・協働の進め方について、議論を通して学習します。
1. 在宅ケアの可否を含めて、この事例の方向性に関する結論をどのように導き出したら良いでしょうか。カンファレンス2の議論を踏まえて、私たち専門職側と当事者（AさんBさん）側との合意形成の方法を考えてみましょう。
2. 自宅退院を進める場合、確認しておかなければならないことは何でしょうか。また、チームとして取り組まなければならない課題は何でしょうか。グループで案を出し合ってみましょう。

解　説　編

事例理解のポイント

(1) 在宅ケアの可否の検証について
　主治医は、在宅ケアは困難と判断していますが、この時の在宅ケアは、どのような条件のもとで、どの程度の期間、どのような介護がなされる体制をイメージしているのでしょうか。この点を曖昧にして、議論を進めることがあってはなりません。
　専門職側から見たリスクが必ずしも当事者の立場から重要な要素であるとは限りません。当事者の意向や価値を捨象して、無難に施設へというのでは、専門職としては、あまりにもお粗末な対応です。しかし、一方で当事者が在宅というから在宅に、というのも同様です。
　そもそも条件は自ずと限られているので、しっかりした体制の在宅ケアを長期間行うことは望むべくもありません。したがって、中長期的に、夫が主介護者となって介護する状況をイメージして、そこから求められる対応の技術的課題を抽出しても答えは出てきません。現行の施設・在宅の支援体制を前提として、当事者の最低限の価値を充足するにはどのような方法が考えられるかが、模索される必要があります。

(2) なぜこの夫婦は在宅を主張するのか

　この夫婦の立場に立って、意識や感情を考えてみましょう。後期高齢者層では、多くの人が終末を意識しているに違いありません。認識の程度はさまざまですが、自宅退院のニーズの背景には、終末への不安があるに違いありません。この点をしっかり洞察でき、その理解をチームで共有することがこの事例への対応の鍵となります。

　確かに介護に不安を感じている家族にとっては、患者が病院に入院してくれている方が安心という気持ちもあるでしょう。しかし一方で、落ち着いた時間を過ごすという意味では、このまま病院で終末を迎えるのは避けたいと感じる人も多いのではないでしょうか。仮に、AさんとBさんがそのような意識を持っているとしたら、個人差はありますが、「一度退院したら、どんなことがあっても最期までずっと在宅で」と考えているわけではないでしょう。状態の良い時に、集中的な見守り体制をとって、短期間在宅で介護し、状態が悪化すれば再入院で対応する、という方法も視野に入れて良いでしょう。チームの誰かが、患者・家族のニーズの詳細を丁寧に聞き取り、その情報をもとにして、当事者－専門職間の相互理解を深めながら、方向性を見いだしていくことが重要です。

(3) 後期高齢者のケアマネジメントの基本的視点

　この事例のような後期高齢者の老老介護のケースでは、ターミナルケアと同様に終末のあり方を想定しながら、マネジメントする必要があります。治療や介護の延長線上でケアプランを考えがちですが、終末のあり方から、逆算してケアプランを立てる視点も同時に必要となります。

　施設、在宅、いずれにせよ、「共に過ごす時間が大切」なのか、「自宅（という環境）に身を置くこと自体を希望」しているのか、「長期入院に疲れた」のか、同じ家に帰りたいというニーズであっても意識の本質は違います。ケアのあり方の問題なのか、入院が長期化して辛いということなのか、もっと本質的、価値的なレベルで考える必要があります。その様子によっては、専門職と患者夫婦との歩み寄りの道が見つかるはずです。当事者自身には、自覚されていないことも多いのですが、丁寧な聞き取りと話し合いがその手段となることは間違いありません。

(4) カンファレンスで確認しておくべき点

- Aさんの予後と急変の可能性。
- Aさん、Bさんには何ができて何ができないのかの確認とそれに対応する在宅時の支援。

- 病状の急変や転倒事故も含めた自宅でのリスクの洗い出しと対策の確保。
- その中でも回避すべき最大のリスクは何かの確認と対応策についての共有。
- 在宅時の各職種の役割分担。
- 在宅チームを交えた検討と共通理解の形成、支援の方向性と情報の共有。

※以上の点は夫Bさんを含め、病棟、在宅の各スタッフが共通に理解しておく必要があります。

連携・協働の課題：事例から学ぶべきポイント／共通理解のポイント

（1）当事者の全体的な理解の視野

患者、家族の生活のあり方は、医学的情報からだけでは判断できないこと、専門職の判断が生活世界では必ずしも客観性があるわけではないことの理解が必要です。特に在宅ケアでは、人物像や生活に関する情報を交えながら、多職種による包括的な議論が求められます。

（2）合意形成の方法

この事例のように、生活面を含めた包括的支援を必要とするケースでは、多職種による共通理解の形成が不可欠です。共通理解形成に向けた議論の仕方を、意識的に考えてみることも重要です。

（3）自己決定について

自己決定とは相互関係の中で行われるものであることを理解していく必要があります。後期高齢者層のケアマネジメントでは、生命予後にかかわらず、終末期の過ごし方や価値から展開を考えなければなりません。しかし、それは一人で考えられるものではなく、人との関わりや助けが必要です。また、このような多要素が関わり判断に迷うケースでは、専門職はリスクを避けて無難な方向を選択しがちです。安全を優先する立場と当事者の自己決定を優先する立場とそれぞれの立場を否定することなく、なぜそのような立場になるのかを、お互いに理解するようにすることが合意形成の基本です。

（4）終末期のQOLからのケアマネジメント

後期高齢者層のケアマネジメントでは、生命予後にかかわらず、終末期の過ごし方や価値から展開を考えなければならないことを理解しましょう。

このような多要素が関わり判断に迷うケースでは、専門職はリスクを避けて無難な方

向を選択しがちです。安全を優先する立場と当事者の自己決定を優先する立場とそれぞれの立場を否定することなく、なぜそのような立場になるのかを、お互いに理解するようにすることが合意形成の基本です。

事例1と関連する他の巻の内容

- 【退院困難】【介護困難】（①p5）
- 【協働によって切り拓くべきこと】（①p36）
- 【当事者の意思決定を支える支援】（①p40）
- 【チーム・ビルディングの基礎と理論】（③p94）
- 【多職種連携・協働の基盤としての当事者の人間理解】（④p22）
- 【事例検討会を企画・運営する】（④p39）

事例2 糖尿病を放置し透析導入となった50代の単身男性

サブテーマ1（連携・協働実践とその課題）：患者・家族理解とその共有、患者・家族との合意形成、意見の異なるスタッフとの相互理解、病院等組織内カンファレンスの運営

サブテーマ2（医療・福祉問題）：療養条件の確保と援助、家族問題とその影響、アルコール等依存症関連医療問題、独居生活の援助、地域関係からの孤立

事 例 編

問題状況

Bさん（58歳、男性、単身世帯）は下肢の痛み、倦怠感、発熱、食欲不振、視力低下でY病院に救急入院。糖尿病性壊疽のため下肢切断術施行。この他糖尿病性腎症もあり、近々血液透析導入の予定である。普段は無口でおとなしいが、病室での喫煙、看護師への暴言・命令口調などの問題行動も見られる。気に入らないことがあると攻撃的な態度を示すため、スタッフは理解と対応に苦慮している。

基本情報

▶ **事例の場**
  都市一般病院Y病院（2次救急の地域病院）、内科病棟

▶ **患　者**
  Bさん（58歳、男性）

▶ **病　名**
  高血圧、糖尿病、糖尿病性腎症、糖尿病性網膜症（視力低下）、糖尿病性神経障害、慢性腎不全（血液透析予定）、糖尿病性壊疽（右足膝下から切断）

▶ **家族構成**〈事例2　ジェノグラム〉
  離婚歴あり、前妻との間に息子が一人。二人とも音信不通。
  弟、妹がいるが、30年以上音信不通。

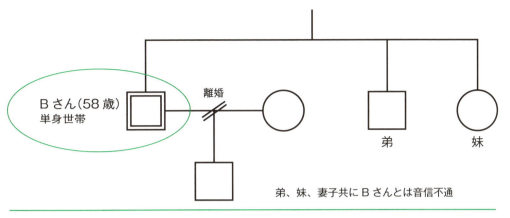

事例2　ジェノグラム

▶生活状況
- 職業／収入：定収なし
- 住居：賃貸アパート1DK、家賃42,000円／月
  ※ゴミと酒瓶が散乱しており、足の踏み場がない状態。
- 食生活：自炊はまったくしない。外食もしくは、中食。
  アルコール多飲。

▶社会資源の利用状況
- 生活保護。透析導入されれば腎臓機能障害1級となる。職歴は長いが、厚生年金の納付期間が短く、受給資格はない。

▶生活歴／療養経過
- 郊外農家の長男として生まれる。
- 祖母、両親、弟、妹を残して、高校を中退し家出。
- 以後、実家には帰らず、両親の面倒は弟と妹が見ていた。両親が亡くなった際にも実家には帰っていない。
- 土木作業員などいくつかの仕事を転々としたのち、21歳の時、運送会社（K社）に正規社員として就職。入社後、大型免許を取り運転手の仕事に従事。
- 23歳の時、会社で知り合った（元）妻と入籍。翌年、長男が誕生するも、27歳の時、妻が子どもを連れて実家に帰り、そのまま離婚。
- 以後、いくつかの会社で主に長距離トラックの運転の仕事をしながら生活。運送会社B社には、50歳の時に就職。
- 52歳頃までB社でトラック運転手をしていたが、病気がちで欠勤が多くなり退職。以後、しばらく、不定期のアルバイトで生計を維持。

- 55歳の時、糖尿病悪化による入院（Y病院）を機に生活保護受給。この入院中、病室での喫煙、外出の際の飲酒があり、強制退院となる。

〈今回の入院の経過〉
- 入院して1週間後に右下肢切断術施行。事前に病状説明を行い、同意書もとっていたが、術後、「なんで俺の足を切ったんだ！」と主治医と看護師にクレームを付ける。
- 術後、腎不全の評価と透析導入のため、内科に転科し、現在に至る。

関係者の認識：連携・協働の課題

以下のように、スタッフの意識はバラバラであると同時に、訴えが多い割には、患者のニーズもはっきりしないため、どのように連携・協働すべきか、課題が見えにくい。

内科主治医……前回の糖尿病悪化による入院の時からの主治医。今回の入院では、「透析しなければ命に関わる」と説明しても、拒み続ける患者にどうしたものか困り果てている。外来透析に移行しても対応に苦慮することは明らかなので、長期入院可能な他院へ転院させようと、ソーシャルワーカーに働きかけている。

看護師……Bさんは疾病を管理する力が弱く、長期的にみて病状・障害の悪化は避けられず、人生の先行きの見通しは厳しい状況にあるという点は、看護師全員の一致を見ている。

比較的若い看護師は、急に攻撃的な態度を示すため怖いと感じている。中堅・ベテランの看護師の中には、主治医と同様に、人間的に問題ありと考えBさんを敬遠する者と、Bさんが時折、病気を苦にして涙する姿が見られることから、困難を感じつつも可能な限り支援すべきと考える看護師とに分かれている。

ソーシャルワーカー……経験2年目。主治医と一部看護師からの転院要請の圧力が強いが、高齢者でもなく透析が必要で問題行動も多い患者の社会的入院を受けてくれる病院は容易に見つからないため、困っている。ベッドサイドに行く度に、「○○を買ってきてほしい」など細々とした頼まれごとをされるので、忙しいが精一杯対応している。

理学療法士……経験3年目。糖尿病の運動療法で処方が出ているが、自分がやりたい中枢神経系の患者ではなく、患者自身もリハビリテーションをやる気がないため、ほとんど関心を払っていない。右下肢切断後の仮義足の調整が必要だが、転

院の方向ならば、あえてこの病院でやる必要はないのでは、と考えている。自宅退院・外来に移行した場合でも、患者のパーソナリティに起因するさまざまな困難が予想され、もはやリハビリテーションの対象ではないとの認識。

カンファレンス編：ディスカッション

カンファレンス1：初期アセスメント

ここでは事例情報を踏まえて、今後の療養の方向性について、初期段階のアセスメントを行います。あなたは、Bさんの療養生活は、今後どのように推移する思いますか。情報をもとに、各自で今後の方向性についてアセスメントしてみましょう。また、その結果をグループで話し合ってみましょう。

考察の手がかり

今後のBさんの療養を進めるうえで、Bさん自身の意識や態度が大きく影響してくることは間違いありません。今後、Bさんに求められる課題を、議論を通して抽出してみましょう。

カンファレンス2：患者・家族理解

ここでは、ケアマネジメントの基盤となる患者・家族などの当事者の人間理解を学びます。一般にはニーズが聴取されれば十分と考えられていますが、より深いレベルの人間理解がなされた時、私たちの患者・家族との向き合い方は変わってきます。

1. Bさんはなぜ、病棟スタッフを恫喝するのでしょうか。本人の立場の情緒や感情から考察してみましょう。

考察の手がかり

Bさんは、関わるスタッフによって違った態度をとっています。それはなぜでしょうか。Bさんの意識を考察することを通して、課題に接近してみましょう。

2. 当事者の人となりを理解するうえで、生活歴は重要な情報です。Bさんの場合、離婚の背景にはどのようなことがあったのでしょうか。仮説的に考察してみましょ

う。またそこから、可能性としてのBさんの人間的特徴を議論してみましょう。

考察の手がかり

今後の療養生活に関するBさんの長期的な意向ははっきりしません。果たして、Bさんは、自らの今後をどのように考えているのでしょうか。Bさんの意識の考察をしてみましょう。

カンファレンス3：支援計画の策定と協働実践の組織化

ここでは、ケアマネジメントの方向性の決定方法と課題に応じた連携・協働の進め方について、議論を通して学習します。

1. 退院後、Bさんは、どのような療養生活を過ごすことになるでしょうか。またBさんのパーソナリティを考慮したうえで、今後起こりうる疾病や障害は何でしょうか。議論を通してリストアップしてみましょう。
2. 1でリストアップしたリスクに対して、どのような対策が考えられますか。議論を通して、考えてみましょう。
3. 2を実践するうえで、どのような関係者とどのような情報の共有と連絡体制がとれていることが必要でしょうか。連携上の課題をグループで出し合い確認しましょう。

解　説　編

事例理解のポイント

（1）慢性疾患、生活習慣病の管理について

生活習慣病は、生活習慣がその発症・進行に関与する疾患とされています。しかし、個人の生活習慣が病態に大きく影響することに違いはありませんが、遺伝的要素もあると同時に、日常の人間関係のあり方も重要な影響を及ぼします。個人の能力の問題なのか、それとも家族関係の問題なのか、またはそれら環境の影響を超えるような個人の強い遺伝的要素があったのか、冷静な分析が求められます。

(2) 糖尿病の重症例の特徴

　糖尿病が重症化し、壊死による下肢切断や腎不全による透析導入となった患者の中には、少なからず、アルコール依存などのアディクション関連問題を抱えている患者・家族が多く見受けられます。糖尿病はⅠ型・Ⅱ型を問わず、その療養生活には、食事や運動など厳しい自己管理が求められます。患者自身に管理する力がなければ、一般的には家族がフォローするのが通例です。日常的に患者と家族関係を保ち、気にかけている家族ならば、下肢の壊死や腎不全に至る前に受診させるのが、一般的な対処行動です。しかし、その家族にも患者のケアに資する条件がなければ、疾患は重症化の一途を辿ります。糖尿病の重症化の背景には、患者個人の問題に加え、家族の問題が重層化している可能性があり、アディクション関連問題とそれに起因する家族問題の存在を仮説的に予想して、患者の生活問題の全体像を捉える必要があります。

(3) なぜBさんはこのような言動をとるのか

　Bさんは55歳時の入院中でも外出時に飲酒をしています。また病棟での喫煙もしています。自宅居室が劣悪な状態であることから見ても、少なくともアルコール関連問題の担い手であることは、おさえておかなければなりません。アルコール依存症をはじめとする依存症は、器質的な要素を含みつつも、患者自身の精神的な対人関係依存が基礎にあることが明らかとなっています。つまり、自身の不安を基礎として、それを解消・回避したいという意識が、行動や対人関係のあり方に反映されていることを理解しておく必要があります。

(4) カンファレンスで確認しておくべき点

　不安が言動の根源にあることの共通理解が必要です。
　Bさんのようなアディクション関連問題の担い手は、短期的な課題に振り回されやすいので、カンファレンスでは、中・長期的な予後や療養の見通しについても理解しておく必要があります。
　また、Bさんのような患者は、さまざまな訴えをして、周囲を困らせたり振り回したりすることが多いものです。したがって、病棟としてできること、できないこと、やるべきこと、やらなくてもよいことについて「○○のことを要求されたら××のように断る」といったように、具体的にチームで確認しておくことが必要です。

連携・協働の課題：事例から学ぶべきポイント／共通理解のポイント

（1）攻撃的な患者の人間理解とその一致

　患者の人間像の理解は、チームとしての統一的アプローチや方向性を決定するのに重要です。また攻撃に対するリスク回避のためにも一致がなければなりません。

　基本的に人間の攻撃的な態度は、不安や恐怖に対する防衛反応として捉えられます。防衛反応とは、もともと何らかの不安や恐怖を感じており、そのような状況で他者と向き合わなければならなくなった時、他者の言動や態度によって自身の心身が傷つくのを防ごうとする反応です。相手を恫喝したり、場合によっては暴力を振るったりすることで、自身が傷つけられないように、相手を自分の意のままにコントロールしようとするのです。

（2）対応の原則

　対応の原則は、まず何がどのように「不安」なのかを、周囲が考察を張り巡らせて、理解することです。「飲めなくなるのが怖い」のか、「傍若無人に振る舞ってきた自分のあり方に直面するのが怖い」のか、本人の意識を推し量ることが作業として必要となります。

　Bさんの場合には、下肢切断がショックだったことがうかがわれます。病棟スタッフへの暴言や依存的な態度も、このショックや不安の表れとして捉えることができます。少なくとも冷静に障害を抱えたままどのような生活を過ごすのか、内面は外見以上に、不安定であることが経過から見てとれます。

　そのような状態の時に、過度に、また無理に丁寧で優しい言葉をかける必要はありませんが、少なくとも専門職は、Bさんの表面的に乱暴な言動をまともに受け、突き放したり攻撃的になったりすることは避けなければなりません。Bさんは無意識のうちに乱暴な態度をとってみせて、自分を理解してくれるかどうか、周囲を試しているのです。これは児童養護施設の子どもたちによく見られる「試し行動」と同じです。

　怒りや興奮が非常に強い場合には、周囲も言葉をかけるのは難しく、気持ちを静めてくれるまで、様子を見ているしかないこともあります。

（3）生活者としての人間の全体性の理解の共有

　患者、家族の生活のあり方は、医学的情報からだけでは判断できないこと、専門職の判断が生活世界では必ずしも客観性があるわけではないことを理解しましょう。

　特に在宅ケアでは、人物像や生活に関する情報を交えながら、多職種による包括的な

議論が必要であることを理解しましょう。そして、多職種による共通理解の形成に向けた議論の仕方を学びましょう。

事例2と関連する他の巻の内容

- 【退院困難】【アルコール依存】（①p5-6）
- 【社会における葛藤と軋轢】（①p14）
- 【当事者の意思決定を支える支援】（①p40）
- 【チーム・ビルディングの基礎と理論】（③p94）
- 【多職種連携・協働の基盤としての当事者の人間理解】（④p22）
- 【事例検討会を企画・運営する】（④p39）

事例 3　夫の自宅退院を拒否する妻

サブテーマ1（連携・協働実践とその課題）：患者・家族理解とその共有、患者・家族との合意形成、意見の異なるスタッフとの相互理解、病院等組織内カンファレンス、患者・家族との協働、地域専門機関との連携・協働

サブテーマ2（医療・福祉問題）：家族問題とその影響、アルコール等依存症関連医療問題、ジェンダー、老老介護

事 例 編

問題状況

Cさん（70歳、男性）は、妻Dさん（68歳）と二人暮らし。今回、脳梗塞左片麻痺の再発で入院中である。入院当初は要介護状態だったが、3か月のリハビリテーションを経て、屋内介助歩行の状態までレベルが上がってきた。Cさんは自宅退院を強く希望しており、リハビリテーションにも意欲的に取り組むようになってきた。当然、病棟スタッフもCさんは自宅に退院できるものと思っていたが、妻Dさんは、介護量の増えたCさんのケアには耐えられないと訴え、自宅退院を強く拒否している。さらに息子二人も、Dさんの意向を支持している。

基本情報

▶ **事例の場**
　都市郊外の急性期病院リハビリテーション病棟
▶ **患　者**
　Cさん（70歳、男性）
▶ **病　名**
　糖尿病、インスリン自己注射、脳梗塞左片麻痺、高血圧、C型肝炎、肝硬変
▶ **家族構成**〈事例3　ジェノグラム〉
　妻Dさん（68歳）：大きな持病はないが、やせ型で体力がなく、ストレスには弱い

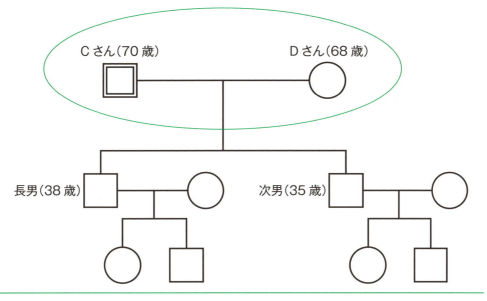

事例3　ジェノグラム

長男（38歳）：両親と同市内在住、妻（34歳）、長女（6歳）、長男（4歳）との四人暮らし

次男（35歳）：両親と同県内在住、妻（30歳）、長女（7歳）、長男（3歳）との四人暮らし

▶生活状況
- 年金約140,000円／月、家賃約50,000円／月、喫煙なし、アルコール多飲
- もともと公認会計士（サラリーマン）をしていた。退職して小さな印刷会社を自分で起こした（何歳頃起業したかは不明）。
- 少なくとも55歳頃から病気のため仕事は十分できていなかった。65歳の時、脳梗塞で入院した際に自宅兼工場を売却し、現住所に転居している。
- 長男と次男は、それぞれ大学卒業と同時に独立。
- 今回の入院前は、時折散歩に出るのみで、外出することは少なかった。
- ADLは、ほぼ自立していたが、依存的で何事も妻Dさんにしてもらわないと気が済まない。若い頃から、Cさんは、夫は仕事、妻は家庭と考え、家の中のことはすべて妻Dさんが担ってきた。

▶社会資源の利用状況

前回退院後、デイサービスの利用を開始したが、本人の意向ですぐに中止した。そのほか、特に介護サービスは利用していなかった。

▶生活歴／療養経過
- 55歳の時、糖尿病の診断。
- 63歳の時、インスリン自己注射開始。
- 65歳の時、脳梗塞左片麻痺で3か月入院し、屋外歩行自立で退院し、以後、月2回の外来通院。

〈今回の入院経過〉
- 自宅で、左片麻痺出現、救急入院。
- 入院時のCさんのADL評価（FIMによる）
  食事：5、トイレ移乗：3、移乗：3、移動：1、階段：1、トイレ動作：2
  排尿：3、排便：2、整容：3、清拭：1、更衣上：3、入浴：1、更衣下：1
- 入院直後から、作業療法・理学療法開始。
- 入院3か月後のADL（FIMによる）
  食事：7、トイレ移乗：6、移乗：6、移動：5、階段：1、トイレ動作：6
  排尿：7、排便：6、整容：7、清拭：4、更衣上：5、入浴：3、更衣下：5

関係者の認識：連携・協働の課題

主治医……脳梗塞の再発ということで、大幅なADLのダウンが懸念されたが、介助歩行レベルまで回復したため、介護量のアップは大きくなく、今後の再発や糖尿病の悪化など懸念材料はあるが、自宅退院の障害などあろうはずがないと考えており、妻・息子の主張にはまったく耳を貸そうとしない。

看護師……食べ物の好き嫌いが多い、些細なことで不安を感じてすぐにナースコールを押す、同じことを何度も聞いてくる、面会に来ていた妻が帰宅すると心細くなり泣き出すなど、手のかかる患者という印象を持っている。そのため、早く退院してもらいたいと感じている看護師が大勢。しかし、Cさん本人がリハビリテーションに非常に熱心であることから、現在のADLならば、自宅退院は当然のことと考えている。妻はわがままであると捉える看護師もいる。

作業療法士……今回の入院で、上肢のレベルはやや補助手レベルにダウン。本人の性格も考え合わせると、自宅では微妙な生活場面で介護度は増すと予想。方向性については、自宅退院の可能性を基本に考えているが、事態を見守っている中立的な立場である。

理学療法士……介助歩行レベルにまでADLを上げることができたため、今回の入院でのリハビリテーションのプログラムには一応の満足を感じている。妻が自宅退院を拒否しているとの話を聞き、自宅に帰らないとなると、入院時のリハビリテーションの成果が台無しになる可能性もあるのではないかと懸念している。

ソーシャルワーカー……本人の意向と妻・二人の息子の意向が真っ向から対立している状況があり、方向性の判断に苦慮している。患者自身が自宅退院を希望していることから、何とか妻が自宅退院を了解してくれれば、と考えているが、息子二人が自宅退院に拒否的な立場であることから、少なくとも強引に在宅ケアには移行できないとも感じている。

カンファレンス編：ディスカッション

カンファレンス1：初期アセスメント

　Cさんの今後の療養生活の方向性をどのように考えますか。各自で検討のうえ、グループで話し合ってみましょう。

> **考察の手がかり**
> 　この事例では、患者と家族の意向が対立しています。そのような中で、私たちは、どのような情報があれば、今後の療養生活の方向性を判断することができるでしょうか。追加して収集すべき情報は何か考えてみましょう。

カンファレンス2：患者・家族理解

追加情報：Dさんから、次のような家族の生活史が語られた。

　CさんとDさんは結婚時、Cさんの母親とも同居していた。次男が生まれる数年前から母親は脳出血のため要介護状態であったが、Cさんは、介護を妻Dさんに任せ、次男が誕生するとまもなく家を出た。母親死亡時に戻ってきて、母親の残した財産で印刷会社を興し、しばらくは真面目に働いていたが、経営が行き詰まるようになると同時にCさんのアルコール依存がひどくなり、家庭内で暴れることもしばしば見られるようになった。その後、糖尿病の悪化、脳梗塞など次々と病気に見舞われてきたため、やむを

得ず一緒に暮らし続けてきたという。Dさんは「これ以上夫と向き合いたくない。振り回されるのはもうこりごり」と訴えている。

このDさんの訴えをどのように受け止めるか、グループで出し合ってみましょう。
そのうえで、今後の方向性をどのように考えるか、グループで議論してみましょう。

考察の手がかり

アルコール依存症をはじめとするアディクション関連問題について理解を深めておきましょう。またCさんの行動にもDさんの行動にも、外から見れば、不合理と思われる行動が見られますが、その内的な心理状態について考えてみましょう。

カンファレンス3：支援計画の策定と協働実践の組織化

1. 家族、患者自身とどのように話し合いを進めていけばよいでしょうか。
2. 自宅退院の場合に想定されるリスクは何でしょうか。
3. 他の医療機関・施設へ転院する際にクリアしなければならない課題は何でしょうか。また、自宅退院の方向性を主張するスタッフとの合意形成をどのように図れば良いでしょうか。

考察の手がかり

家族の事情について、一定の理解が図られたとしても、病院には病院側の組織的経営的制約があります。どのようにして、どのような合意を見いだしていけば良いでしょうか。また、その際、患者Cさん自身の意向をどのように理解し対応すれば良いでしょうか。

解　説　編

事例理解のポイント

(1) 患者を起点としつつも家族全体を捉える

これからの地域包括ケアの展開を前提とした場合には、私たちは新しい対象者観を習得していかなければなりません。通常、医療機関では、患者を治療することがまず第一

義的な目的です。障害を負った患者のケアや生活の問題についても、その延長線上で考えがちです。時に、家族の立場は治療の協力者として一面的に捉えがちですが、それは、暗に家族を患者に隷属した存在として位置づけることにもつながります。家族には家族としての尊重されるべき人格があり、患者のケアに取り組むか否かも含めて、家族としての民法上の扶養義務と同時に、主体的な選択の権利を有しているものです。

（2）家族の中の加害と被害、支配と被支配の複雑系に目を向ける

家族の中では、各自が主体であり、家族問題の中では加害者と被害者の関係は私たちが外界から捉えるほど単純ではないということを理解しておかなければなりません。ともするとこのようなケースは"夫婦喧嘩は犬も食わない"として、病院の関知するところではないとされがちですが、これからは医療機関にも患者・家族の生活問題をトータルに捉える視点が求められます。

（3）家族の歴史（生活史）に目を向ける

Dさんのように、家族としての共同生活の経過があるにもかかわらず、入院をきっかけに、引き取り拒否＝家族関係のリセット、を表明する家族は、多くの場合、家族の中で抑圧されてきた環境があり、その苦悩を家族に言うことができなかった経験を持つものです。具体的には、夫のアルコール関連問題、DV、封建的な夫婦関係などです。問題状況のアセスメントの段階で、これらの問題があるのではないか、という仮説的なイメージを持って、情報収集することが重要です。

連携・協働の課題：事例から学ぶべきポイント／共通理解のポイント

（1）主治医をはじめとする関係スタッフとの共通理解の形成

医療機関において、患者・家族のトータルな生活問題を同時に取り扱うことに抵抗のある医師も見られます。したがって、上記の事例理解のポイントについて、問題・関心を寄せることのできる医師であれば、一定の説明や議論のうえで、妻Dさんを主介護者とする在宅ケアが唯一の結論ではないことは理解してもらえるでしょう。しかし、理解・関心のない医師に対しては、粘り強く、かつ理論的な根拠を持って、家族を全体として捉える視点の必要性や生活問題との関わりで治療やケアを考える必要性を伝えていくことが求められます。

(2) 患者・家族との協働の方向

　妻Dさんの立場を理解することはイコール患者Cさんと対峙することにはなりません。この家族が歩んできた道のりを知れば、DさんがCさんと関係を清算したいと考えるのも無理はありません。従来、Cさんに振り回されてきた関係が、今回の発症を契機にして、その力関係が転換されようとしている状況です。したがって、もはやケアはできないというDさんの意向をCさんに告知することは医療機関の役割ではなく、家族の中で話し合われるべきものです。Dさんの苦悩を十分に傾聴したうえで、結論は家族の話し合いに委ねれば良いでしょう。そして、医療機関側の事情や入院期間の制限について丁寧に説明したうえで、患者と家族の回答をもらうようにするのも一つの方法です。また、在宅ケアのフォローについて一定の確かな目途が立つならば、Dさんへの継続的な相談・援助を約束して、在宅で経過を見ながら答えを出してもらうように説得するのも方法として考えられます。

事例3と関連する他の巻の内容

- 【退院困難】【介護困難】【アルコール依存】（①p5-6）
- 【社会における葛藤と軋轢】（①p14）
- 【援助専門職が当事者の意思決定を妨げる】（①p39）
- 【当事者の意思決定を支える支援】（①p40）
- 【チーム・ビルディングの基礎と理論】（③p94）
- 【患者と家族のマネジメント】（③p125）
- 【多職種連携・協働の基盤としての当事者の人間理解】（④p22）
- 【事例検討会を企画・運営する】（④p39）
- 【地域ケアでの連携教育・学習】（④p67）

事例 4　自己決定に不安のある高齢単身女性

サブテーマ1（連携・協働実践とその課題）：患者・家族との合意形成、意見の異なるスタッフとの相互理解、自分の問題意識を他のスタッフに伝える、病院等組織内カンファレンスの運営、地域専門機関との連携・協働
サブテーマ2（医療・福祉問題）：療養条件の確保と援助、ジェンダー、独居生活の援助、ターミナルケア、専門職の意識・能力による問題

事例編

問題状況

Dさん（83歳、女性、単身世帯）は、自宅で転倒し左手関節を骨折。2週間、近親者の世話を受けながら自宅で様子を見ていたが、良くならずS病院に入院し手術を受けた。その後、リハビリテーションのためY病院に転院したが、多発性微小梗塞、甲状腺機能低下症が見つかった。めまいやふらつきがあり歩行が安定しないこと、さらに左手のリハビリテーションに時間がかかり、入院が長期化している。発症直後は自宅退院に意欲的だったDさんも次第に自信を失ってきた。Dさんを見守ってきた長男と妹も、独居に不安を感じている。

基本情報

▶事例の場
　郊外の回復期リハビリテーション病院Y病院

▶患　者
　Dさん（83歳、女性）

▶病　名
　左手関節骨折、多発性微小梗塞、甲状腺機能低下症
　• 現在のDさんのADL（FIMによる）
　　食事：7、トイレ移乗：6、移乗：5、移動：6、階段：5、トイレ動作：7
　　排尿：7、排便：7、整容：7、清拭：6、更衣上：6、入浴：5、更衣下：5

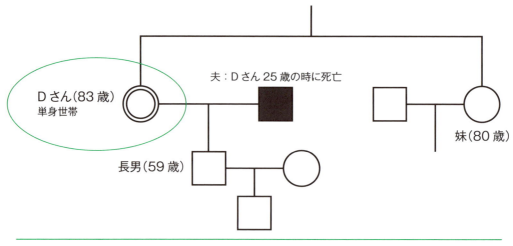

事例4　ジェノグラム

▶**家族構成**〈**事例4　ジェノグラム**〉

　夫（Dさん25歳の時に死亡）、子ども（長男）一人

　長男（59歳）：Dさんと同じ区に居住（妻55歳と子ども3人の世帯）

　Dさんの妹（80歳）：夫（82歳）と二人暮らし

▶**生活状況**

- 収入：厚生年金約90,000円／月、被爆者手当約40,000円／月
- 住居：賃貸アパート1階、家賃65,000円／月

〈入院前の生活〉

- 日常生活はほぼ自立。
- 食事は毎日きちんと自炊していた。
- 週2回程度近所のスーパーに買い物に出かけていた。
- 生活費の管理もすべて自分で行っていた。

▶**介護サービスなど福祉資源の状況**

　自立していたため、特に利用していなかった。

▶**生活歴／療養経過**

　広島県出身。裕福な家庭で育った。12歳の時、被爆。24歳の時、結婚し、夫の実家のある東京へ出てきた。25歳の時、長男を出産するも、同年夫が病死。繊維会社で働きながら、生計を支えた。夫の両親の世話があったため、再婚はできなかった。長男（一人息子）が26歳で結婚して独立してから、30年以上一人暮らし。交友関係は広く、常に訪問客がある生活を過ごしていた。長男・妹との関係も良好。

関係者の認識：連携・協働の課題

長男……基本的には、本人の希望に沿って今後を考えてあげたいという思いだが、自宅での一人暮らしには不安を感じており、このままDさんの不安が続くようならば、どこか施設か療養型病院に転院した方が良いのではないかという思いが日に日に強くなってきている。

妹……一人暮らしは無理と考えている。今回の入院前も、頻回に様子を見るなどして手がかかったので、これ以上は妹としてもケアの限界と判断している。

主治医（Y病院）……入院前のADL（屋外歩行自立）に戻ることは困難で、家庭内での歩行にとどまると判断している。Dさんに関して主治医の仕事は、リハビリテーションの経過を評価・判断することであり、どこに退院するかについては医師がとやかく言うことではないとの考え。また退院先の条件づくりは、ソーシャルワーカーや介護支援専門員（以下、ケアマネジャー）の仕事であり、内心転院か自宅退院か早く決めて欲しいと思っている。

看護師……担当看護師は、女性としてのDさんの生き方に共感し、何とかもう一度、自宅に退院させてあげたいと考えている。そのため不安を感じ始めているDさんの訴えを傾聴し、無理なく励ましている。

ソーシャルワーカー……心情的には、当初のDさんの希望に沿って、一人暮らしを支えてあげたいと考えている。しかし、肝心のDさん本人に不安感が強くなり始めているため、方向性を判断できずにいる。安全策で老人保健施設や療養型医療施設への転院も考えられるが、ソーシャルワーカーとしては愚策のように感じられ、できることなら転院は避けたいと考えている。ケアマネジャーとも相談しながら在宅の見通しの確度を上げたいと考えているが、連携がとれず苦慮している。

理学療法士……Dさんは、めまいのため歩行が安定せず、病棟では歩行器を使用している状態なので、自宅では転倒の危険性が高いと判断している。自宅退院ならば手すりの取り付けなど家屋調整が必要だが、転院なら不要となるので、退院先が決まらないと、動けないと考えている。

作業療法士……左手関節手術直後、Dさんは自宅退院希望であったため、一人暮らしでの家事動作を念頭に置きリハビリテーションを施行している。もし現在の状態で自宅退院となった場合には、週2回程度外来での作業療法が必要と判断して

いるが、Dさんは頻回に外来通院することはできないため、もう少し入院でのリハビリテーションを続けたいと考えている。

ケアマネジャー……入院中の福祉的支援は医療ソーシャルワーカーが、退院後はケアマネジャーが、それぞれ担当するものと考えているため、入院中のDさんの件で医療ソーシャルワーカーから連絡をもらっても、積極的に連携をとるつもりはない。仮に、Dさんが不安定な状態で一人暮らしを始めたとしても、ケアマネジャーの仕事は介護サービスの調整であり、それ以上の安全の確保や安否確認は親族の責任であると考えている。

カンファレンス編：ディスカッション

カンファレンス１：初期アセスメント

　この事例では、今後の療養の方向性について決め手がありません。一人暮らしにはリスクはありますが、サポートの状況によってはまったく不可とも言えません。そのような中、各職種は自分の仕事をどのように進めて良いか、見通しを持っていません。

　あなたは、この事例にどのように関わり、見通しを見いだしていこうと思いますか。各自の関わり方を考え、グループで出し合ってみましょう。

考察の手がかり

　　この事例では、Dさんの今後について、他力本願的な立場の職種が登場します。各職種の立場や考え方を少し批判的に検討してみてください。チームとして見た時に、どのような問題があるのか、考えてみましょう。

カンファレンス２：患者・家族理解

　Dさんは、自身の人生や老い、そして終末について、どのように考えていたでしょうか。いくつかの可能性とイメージを張り巡らせてみましょう。

　また、それを誰がどのようにしてDさんから聴取したら良いでしょうか。グループで話し合ってみましょう。

考察の手がかり

　Dさんは、非常に特徴的な人生を歩んできています。長男が社会人となるまでは子育ての使命感を強く持っていたと思われますが、それ以後は、どうでしょうか。母子密着の強い親子関係が継続していたのか、それともそれぞれの人格と尊厳を尊重した関係だったでしょうか。この考察は、Dさんのパーソナリティと自己決定権の強さを推し量るうえで重要なポイントです。

カンファレンス3：支援計画の策定と協働実践の組織化

1. この事例では、今後の方向性を巡ってチームが混迷しています。職種ごとの課題ではなく、チームとして今、何をすることが必要でしょうか。考えてみましょう。混迷しているチームにとって、どのようなことが明確になっていれば、それぞれがそれぞれの専門の仕事の見通しを得られるのか、事例を俯瞰的に捉えて、キーポイントを検討してみましょう。
2. 上記のポイントを前提にして、今後の各職種の業務課題と相互協力の課題を出し合いましょう。
3. 自宅退院を想定した場合、事例中のケアマネジャーの考え方は、包括ケアの大きな障害です。どのようにしたらこのケアマネジャーと意思の疎通が図れるようになるでしょうか。ソーシャルワーカーの役割として簡単に片付けず、地域ケア組織としての働きかけを検討してみましょう。

解　説　編

事例理解のポイント

　生活史から、Dさんは自立心のあるしっかりした人格の持ち主であることがうかがえます。また親族との関係もそれを表しています。たとえ、今現在、不安や迷いを感じていても、これまでの生き方から見て、自己決定に関する主体性は失っていないと考えられます。したがって、自分の老いをどのように過ごし、終末をどのように迎えるのか、多少なりとも、考えてきたことがあるはずです。また、障害が重くなってから迎える新たな生活について、何がどのように困難になるのか、当然、当事者には予想がつきません。このような人柄ですので、息子や妹に迷惑をかけたくないという意識もあるでしょ

う。
　特に患者が後期高齢者の場合、患者をケアされる人、親族をケアする人として一面的に捉え、ケア計画の策定にあたって、患者を置き去りにして、親族と打ち合わせをする現場も見られます。この事例からは、人生の主体はあくまでも患者本人であること、主体性や自己決定の尊重といってもその過程の援助者が必要であること、その役割は親族だけでなく医療・福祉の専門家にも求められること、この3点を理解することが重要です。

連携・協働の課題：事例から学ぶべきポイント／共通理解のポイント

（1）病棟チームの課題

　患者の主体性を支える援助、これは職種の縄張りからは見えてこない課題です。ニーズの尊重などとよくいわれますが、対人臨床の仕事では人間の感情のアンビバレンス（両価性）の理解が不可欠です。自己決定の尊重という以前に、自己決定を可能にする情報の適切な提供とアンビバレンスを受け止めて支える関係が必要です。この点がチームアプローチの課題として共有されていなければなりません。

　方向性が見えない混迷したケースほど、職種の縄張りから自由になって、患者の立場から問題を見いだすことが必要です。ADLが落ちた状態で、どれほど身の回りのことができるのかが不安なのか、急な疾病の発症や転倒などリスクへの不安なのか、入院が長期化していることからこのまま家に帰れなくなることへの不安なのか、それとも死を意識し始めているのか、はたまた身内の手を思わせたくないという気持ちが迷いを生んでいるのか、Dさんの不安の中身を丁寧に聞き取る必要があります。そのうえで、Dさんと一緒に一つひとつ対策を検討しなければなりません。この仕事はどの職種にも求められます。理学療法士・作業療法士も決定された退院の方向性にしたがって訓練をするのではなく、訓練の過程において患者が見通しを得ることができるような関わり方や訓練の展開を考えることが必要となります。

　また、外出や外泊など試行錯誤的なプログラムの活用方法も重要な点です。一般的には自宅退院を前提として、外出や外泊を組むことが多いと思われますが、患者・家族が見通しを得るための試行錯誤的な経験として活用する観点も必要です。

（2）ケアマネジャーとの連携の課題

　Dさんの自己決定の支援という課題意識を病棟スタッフ全体で共有することが必須です。そのうえで、ケアマネジャーの専門的見識の低さは大きな障害です。ソーシャル

ワーカーだけでなく、病院関係者が一丸となって、地域医療・地域包括ケアにおける連携について、教育的な関わりをしていくことが求められます。

事例4と関連する他の巻の内容

- 【退院困難】（①p5）
- 【当事者の意思決定を支える支援】（①p40）
- 【チーム・ビルディングの基礎と理論】（③p94）
- 【多職種連携・協働の基盤としての当事者の人間理解】（④p22）
- 【事例検討会を企画・運営する】（④p39）
- 【地域ケアでの連携教育・学習】（④p67）

事例 5 育児放棄した息子との同居を希望する50代脳卒中男性患者

■ サブテーマ1（連携・協働実践とその課題）：患者・家族理解とその共有、患者・家族との合意形成、意見の異なるスタッフとの相互理解、病院等組織内カンファレンスの運営、地域専門機関との連携・協働
■ サブテーマ2（医療・福祉問題）：家族問題とその影響、アルコール等依存症関連医療問題、児童／高齢者の虐待問題、独居生活の援助、専門職の意識・能力による問題

事例編

問題状況

Eさん（52歳、男性、単身世帯）は、簡易宿泊街で脳梗塞右片麻痺を発症し、救急病院での急性期リハビリテーションを経て、現在、回復期リハビリテーション病院（S病院）に入院中である。発症後6か月を経過し、構音障害は残るものの、片言の発語は可能で、歩行も屋内介助歩行レベルにまで回復した。Eさんは42歳の頃、妻を病気で亡くし、その後アルコール依存症となり、7歳の息子を一人残して家を出て放浪生活を送っていた。息子は現在17歳、児童養護施設で暮らしている。Eさんは、退院後は、息子と二人で暮らしたいと考えている。

基本情報

▶ 事例の場
　都市部の回復期リハビリテーション病院S病院
▶ 患　者
　Eさん（52歳、男性）
▶ 病　名
　脳梗塞右片麻痺、高血圧、アルコール依存症
　● 現在のEさんのADL（FIMによる）
　　食事：6、トイレ移乗：5、移乗：5、移動：5、階段：4、トイレ動作：5
　　排尿：7、排便：7、整容：6、清拭：5、更衣上：6、入浴：5、更衣下：5

協同医書出版社の最新刊

最新刊

ラーニングシリーズ IP
インタープロフェッショナル
保健・医療・福祉専門職の連携教育・実践

[全**5**巻]（すべてB5判・2色刷）

近年、保健・医療・福祉領域において、さまざまな専門職が互いの専門性について学ぶ「IPE（多職種連携教育）」、そしてそうした相互理解をもとに連携して働く「IPC・IPW（多職種連携協働・実践）」の重要性が注目されています。本シリーズは、そうした連携のために必要不可欠な概念として注目されている「IP（インタープロフェッショナル）」の教科書です。

IPを学び、実践する！

IPを学ぶ学生、専門職種、研究者など、あるいはその学習環境に応じて①IPの理論研究、②教育現場での教授ツール、③学生・初学者向けの入門テキスト、④臨床現場での体制づくりのためのガイド、⑤事例集というそれぞれ特徴的なアプローチによる全5巻構成になっています。さらに、異なる巻同士で互いの内容に関連性がある箇所には「リファレンス」を設け、より深い学習が可能です。

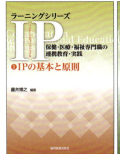 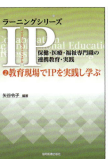 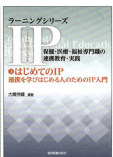 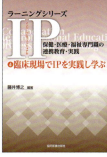 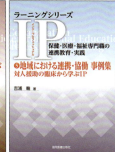

❶ IPの基本と原則
藤井博之●編著
- 112頁　定価（本体2,000円＋税）　ISBN978-4-7639-6029-0

❷ 教育現場でIPを実践し学ぶ
矢谷令子●編著
- 132頁　定価（本体2,800円＋税）　ISBN978-4-7639-6030-6

❸ はじめてのIP
連携を学びはじめる人のためのIP入門
大嶋伸雄●編著
- 240頁　定価（本体2,600円＋税）　ISBN978-4-7639-6031-3

❹ 臨床現場でIPを実践し学ぶ
藤井博之●編著
- 128頁　定価（本体2,800円＋税）　ISBN978-4-7639-6032-0

❺ 地域における連携・協働 事例集
対人援助の臨床から学ぶIP
吉浦 輪●著
- 168頁　定価（本体2,400円＋税）　ISBN978-4-7639-6033-7

協同医書出版社
〒113-0033　東京都文京区本郷3-21-10
Tel. 03-3818-2361／Fax. 03-3818-2368
http://www.kyodo-isho.co.jp/

ラーニングシリーズIP インタープロフェッショナル
保健・医療・福祉専門職の連携教育・実践　[全5巻]

各巻の特徴と読者対象

IPを理解する！　IPに関心がある全ての方におすすめ！

❶IPの基本と原則　［藤井博之 編著］

IPを理解するうえで欠かすことのできない基本的な知識や原則を詳しく解説した、IPに関心がある全ての人にとって必須の基本書。IPの発展の歴史的な経緯や、IPがなぜ現場で求められているかの背景、日本におけるIPの現状などを詳しく解説しています。また、IP研究のレビューや、世界各国で実践されているIPに共通するコンピテンシーをまとめています。他の巻を読むにあたって、まずは知っておくべき内容が網羅されているので、第1巻を出発点として、自分の興味関心のある領域に沿って他の巻へと学習を進めていくことが可能です。

IPをどう教える？　教員の方におすすめ！

❷教育現場でIPを実践し学ぶ　［矢谷令子 編著］

主に保健・医療・福祉専門職を養成する学校の教員のためのIPE入門書。教員としての基本的な知識を身につけたうえで、それぞれの学校でIPEを推進し、学生へ連携を教授する方法を解説しています。実際に著者が所属していた大学でIPEを実践した経験に基づく事例や方法を数多く紹介しているので、IPEの実践を目指す教員の方は、今後自身で授業やプログラムを編み出していくための参考にすることが可能です。IPEを実践している教員の実践報告や、実際にIPEを受けた学生の声なども紹介し、IPEを志す教員にとって必携の一冊となっています。

IPって何？　学生・初学者の方におすすめ！

❸はじめてのIP　［大嶋伸雄 編著］
連携を学びはじめる人のためのIP入門

主に学生・初学者の方を対象にしたIPの入門書。IPE、IPC（IPW）、連携といった言葉に関心はあるけれど、何から勉強すればよいかわからないという方は、本シリーズの①と共にまずはこの本から学びはじめることがお勧めです。IPや連携、チームといった基本的な概念を詳しく解説し、またさまざまな保健・医療・福祉の専門職種とその仕事内容を紹介しているので、連携して働く可能性のある他の職種についての理解を深めることができます。重要な言葉や概念には「キーワード」や「学習のポイント」の解説を配置し、非常に学習しやすい構成になっています。

IPで現場を変える！　臨床家の方におすすめ！

❹臨床現場でIPを実践し学ぶ　［藤井博之 編著］

すでに臨床現場で働いている専門職の方を主な対象とした、実践のためのIP入門書。病院施設や地域ケアの現場で、周りの専門職と一緒にIPを実践しながら学んでいくための方法を詳しく解説し、職場内での勉強会などを進める際に活用することができます。さらに、IPを実践するうえで臨床家が気をつけなくてはならない観点や、共有しておくべき共通理解を提示しています。全国各地でIPを実践している臨床家の方々の報告も数多く紹介し、また特に連携が必要となる被災地医療支援におけるIPの実践も紹介しています。

何が現場の問題なのか？　IPに関心がある全ての方におすすめ！

❺地域における連携・協働 事例集　［吉浦 輪 編著］
対人援助の臨床から学ぶIP

病院施設や地域におけるさまざまな困難事例を通して、専門職がどのように対象者を理解し、協働していけばいいのかを考え、学ぶことができる事例集。患者・当事者の困難な状況のみならず、専門職側に問題・原因がある事例も数多く提示され、現場の複雑な問題に対応する考え方を身につけることができます。また、課題・問題別のサブテーマが設けられ、自身の関心のあるテーマに沿って学習することも可能です。学校教育や臨床現場でのディスカッションの材料として幅広く使用することが可能で、IPを学ぶために必携の事例集となっています。

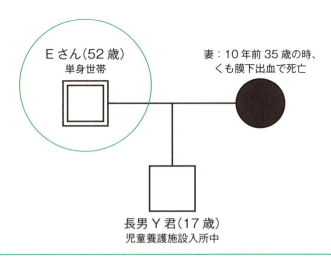

事例5　ジェノグラム

▶家族構成〈事例5　ジェノグラム〉
妻Mさん：10年前35歳の時、くも膜下出血で死亡
長男Y君（17歳）：児童養護施設入所中

▶生活状況
- 職業／収入：なし、生活保護受給中
- 住居：なし、都市郊外の簡易宿泊街で生活していた
- 食生活：外食中心の生活、アルコール多飲

▶社会資源の利用状況
なし

▶生活歴／療養経過
　Eさんは母子家庭で育ち、高校卒業後、大工の見習いとして働き始める。32歳の時、友人の紹介でMさんと結婚。35歳の時長男Y君が生まれる。以後、共働きで順調に生活していたが、10年前、Eさん42歳、長男Y君7歳の時にMさんがくも膜下出血で亡くなる。以後、Eさんはアルコール依存症となり、長男Y君に対して身体的虐待及び育児放棄をするようになる。Eさんは家を出て行方不明となり、Y君は児童相談所に保護され、現在の児童養護施設に入所していた。
　今回、6か月前に、住居としていた簡易宿泊街でEさんが脳梗塞発症。福祉事務所よりY君に連絡が入り、10年ぶりの再会となった。Eさんは救急病院に2か月入院後、S病院に転院し4か月が経過している。

関係者の認識：連携・協働の課題

長男……育児放棄された経験は、わだかまりとして残っている。しかし18歳までしか施設にいることができず、将来への不安も感じている。依然、親への愛着欲求もあり、障害を負った父親の様子に多少の助力ができないか、という思いもあることから、父親の面倒を見ながら暮らすことも悪くはないのではないか、という気持ちが湧き始めている。

主治医……Eさんは、脳梗塞についてはリハビリテーションによる回復が見られるが、予後は身の回りの世話が必要な状態に留まると判断している。アルコール依存症については、現在の身体機能では多飲することは不可能であり、離脱症状もないため問題ないと判断している。退院後は、患者の希望通り長男と暮らせるならば、それが一番良いが、あくまでも長男の判断次第であると考えている。ただし、入院が不必要に長期化することは避けたいので、いずれにせよ、効率的な退院ができる方向にマネジメントしたいという考えもある。

看護師……病棟看護師の多くが、Eさんに限らず、一般論として患者の退院先は、病院・施設よりも在宅の方が患者にとって望ましいと考えている。Eさん自身もリハビリテーションに熱心に取り組んでいることから、患者の希望通り、長男と暮らせるようにしてあげた方がよい、という思いが支配的となっている。

理学療法士……屋内歩行自立を目標に訓練をしてきたが、バランスが悪いこと、注意力がなく動作が粗雑なことなどから、自立には至らないと判断している。アパート暮らしをするとなると、現在の屋内介助歩行レベルでは転倒の危険があり、一人暮らしは無理との考え。長男との同居については、家族の問題なので、理学療法士がコメントする立場にないとの立場である。

作業療法士……利き手の右上肢は、食事・更衣・整容動作はほぼ自立しているものの、調理など家事動作は困難。記憶障害、注意障害、感情のコントロール低下など高次脳機能障害が見られることから、ADLの問題以上に、介護負担は重くなると予想している。そのため、長男との同居について可否をコメントする気はないが、相当の困難があるだろうと危惧している。

ソーシャルワーカー……長男との同居についてはまったく反対の立場である。同居した場合のリスクや負担は、当事者が事前に実感できるものではなく、まして長

男には愛着欲求が強くあることから、そもそも、18歳の長男自身の判断に方向性を委ねるマネジメント自体に問題があり、同居の問題を考えるのは、長男が成人してからでも遅くはないと考えている。

言語聴覚士……他院への転院となると構音障害の訓練が継続できなくなる可能性があり、できれば、家族とアパート暮らしをするなど、地域へ退院して、外来で訓練を継続することを希望している。

児童養護施設職員……Y君自身の意思を尊重する立場をとっている。Y君は、以前は父親と会うことを拒否していたが、最近は入院中の父親の面会をするなど、Y君自身も変化が見られ、父親との同居を受け入れる意思表示をし始めたことから、同居の方向で話し合いを進めている。施設としても18歳までしか入所ができないことから、これを機に退所の見通しが立てられればありがたいという思いもある。

カンファレンス編：ディスカッション

カンファレンス1：初期アセスメント

この事例では、治療やリハビリテーションの進行状況だけでなく、関係者の思いや組織的制約によって、今後の方向性についての考え方が一致していません。みなさんは、今後の方向性をどのように考えますか。現在の情報をもとに、各自で今後の方向性についてアセスメントしてみましょう。また、その結果をグループで話し合ってみましょう。

この事例では、Eさんの立場、長男Y君の立場から考える職種が見られます。また親子のあり方についても情緒的な立場と慎重な立場があります。さらに組織的な制約もあります。それぞれの立場ごとに判断の限界や課題を検討することから、今後について考えてみましょう。

カンファレンス2：患者・家族理解

1. Eさんは、どのような人でしょうか。

2. Eさんは、なぜ今頃、息子と暮らしたいと訴えているのでしょうか。理由や背景に関する見解をグループで出し合ってみましょう。
3. 長男Y君との同居をどう考えますか。

 考察の手がかり

　　Eさんは、アルコール依存症の典型的な患者です。気質、行動、家族との関係など特有な状況がよく現れています。病理だけでなく、生活問題としてアディクション関連問題を学習しておきましょう。

カンファレンス3：支援計画の策定と協働実践の組織化

1. この事例では、まだ登場していない連携をとるべき関係専門機関及び専門職がいます。どのような機関・職種との連携がさらに必要でしょうか。
2. さまざまな観点からの主張をどのような視点から折り合いを付けていけば良いでしょうか。ケアの統合の観点を検討してみましょう。
3. 地域の他機関との多職種による議論の場とその組織方法について、どのように進めれば良いか、実務的な手続きを確認しておきましょう。

解　説　編

事例理解のポイント

(1) Eさんの依存の理解

　嗜癖対象物質との関わりだけでなく、家族の関係、行動の心理的な背景などを含め、生活問題としてのアディクション関連問題に目を向ける必要があります。医師のEさんのアルコール依存症については「問題なし」という判断は、治療的な側面に限定した判断と捉えるべきでしょう。

(2) 家族・親子のあり方について

　「家族」については、時代と共に学問的にも、そのあり方については、さまざまな議論が展開されています。特に近年はジェンダー論の理解も必要です。個人的一般的通念から、家族のあり方を考えてはなりません。「一つ屋根の下で仲むつまじく…」だけが家族

ではないことは理解しておかなければなりません。これからの地域包括ケアでは、家族を一面的に治療や介護の協力者として捉えてはいけません。家族には家族の立場があり、家族の方が、患者から加害を受けた被害者であることも少なくないからです。

(3) 家族全体をクライエントとして捉える視点

医療の臨床では、患者を対象にして技術を提供することが当たり前ですが、家族を対象とした包括的なアプローチでは、その方法には問題があります。家族をバラバラに捉え、それぞれを単独に支援しようとすると、家族の中に矛盾や対立を内包させてしまうことにつながり、新たな問題発生の引き金となります。

(4) 親子の統合をどう考えるか

この事例では、現段階での同居は、Y君が未成年でもあり、ましてや被虐待経験もあるわけですから、親子の再統合にはもっと慎重になる必要があります。本人が良いと言っているから、というのは専門的な判断ではありません。Eさんにとっても軽々しく同居して、お互い傷つくような問題（例えば両者とも虐待・被虐待の可能性など）が起こるよりは、辛い過去をしっかり見つめられるようにお互いが成熟し、Y君が社会人となり経済的にも自立してからでも同居は遅くはありません。またEさんが長らく簡易宿泊街で暮らしており、まともな地域生活を過ごしていない点も、生活困難の大きな要素と考えなければなりません。

連携・協働の課題：事例から学ぶべきポイント／共通理解のポイント

(1) 本事例における連携の困難さ

この事例の難しさは、それぞれがそれぞれの立場で熱心に患者／家族と向き合い臨床に携わっているのですが、多面的な問題を包括的に捉える、支援の統合の論理を全体が共有していないことです。

(2) 同居の場合のリスクの見積もりと確認

同居の場合のリスクをどう見積もるのかが、この事例のマネジメントの大きな分岐点となります。介護負担だけでなく、精神的な負担、Y君の中に起こる葛藤、親子の間で起こりうる感情や対立、突発的な心理的危機（怒りによる暴力）など、短期的長期的な観点から慎重に検討しなければなりません。この事例で、同居となった場合にもっとも避けたい問題は、Y君が何らかの理由で父親に怒りがこみ上げ暴力を振るうという事態で

す。これだけは避けなければなりません。

(3) 児童相談所との連携

その意味で、児童相談所との関わりを外すことはできません。児童相談所は、子どもの立場を軸にソーシャルワークを行う専門機関ですが、親権に関わる公的権限を有しています。家族を個人単位でバラバラに捉えやすい医療関係者にとって、重要な連携対象です。

医療ソーシャルワーカーが判断に自信を持ち、児童相談所との連携を強化することがこの事例では非常に重要なポイントです。当然、児童相談所もその力量には格差がありますが、少なくとも児童の介入があって初めて、全体俯瞰的な判断と医療関係者の視点の限界を、チーム全体が理解することにつながります。

事例5と関連する他の巻の内容

- 【退院困難】【児童の虐待】【アルコール依存】（①p5-6）
- 【社会における葛藤と軋轢】（①p14）
- 【当事者の意思決定を支える支援】（①p40）
- 【チーム・ビルディングの基礎と理論】（③p94）
- 【患者と家族のマネジメント】（③p125）
- 【多職種連携・協働の基盤としての当事者の人間理解】（④p22）
- 【事例検討会を企画・運営する】（④p39）
- 【地域ケアでの連携教育・学習】（④p67）

事例 6 障害を受け止められない高齢の母親と40代の長男

サブテーマ1（連携・協働実践とその課題）：患者・家族理解とその共有、患者・家族との合意形成、病院等組織内カンファレンスの運営、患者・家族との協働、地域専門機関との連携・協働

サブテーマ2（医療・福祉問題）：家族問題とその影響、母子密着／共依存、地域関係からの孤立

事例編

問題状況

Fさん（82歳、女性）は自宅で脳梗塞を発症。救急でJ病院に入院し、リハビリテーションを受け1か月が経過した。予後は不良で、歩行自立には至らず要介護状態に留まる見通しである。主治医のほか病棟スタッフは唯一の同居家族であるFさんの息子のTさん（48歳、独身）と今後の方向性について相談するが、Tさんは「母親に聞いて欲しい」と明確な返答を避け続けている。Fさん自身は、1日でも早く自立して、自宅に戻りたいという希望である。客観的な病状認識を起点にした話し合いが進まず、病棟スタッフは対応に苦慮している。

基本情報

▶ **事例の舞台**
　地方の地域一般病院（2次救急）J病院リハビリテーション病棟

▶ **患者**
　Fさん（82歳、女性）

▶ **病名**
　脳梗塞、左片麻痺、高血圧
- 記憶障害、注意障害が見られるが、会話・意思の疎通は可能。
- 現在（入院後1か月）のFさんのADL（FIMによる）
　食事：4、トイレ移乗：1、移乗：1、移動：1、階段：1、トイレ動作：2
　排尿：2、排便：2、整容：2、清拭：1、更衣上：2、入浴：1、更衣下：1

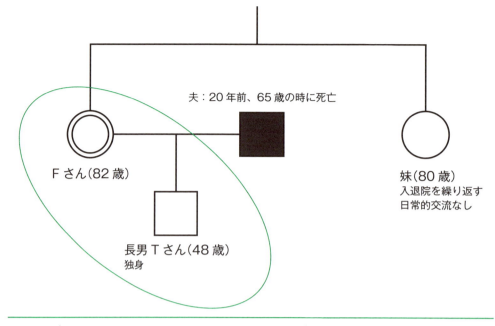

事例6　ジェノグラム

▶**家族構成〈事例6　ジェノグラム〉**

　夫Mさん：20年前65歳の時に癌で死亡、中学校の教員を定年まで勤める
　長男Tさん（48歳）：独身、結婚歴なし
　Fさんの妹（80歳）：隣県在住、入退院を繰り返す生活、日常的な交流はない

▶**生活状況**

- 収入：Fさんの年金とMさんの遺族年金合計160,000円／月
　　　　他預貯金あり（Mさんの退職金）、裕福ではないが経済的には困っていない生活。
　　　　長男Tさんは現在定収なし。
- 住居：持ち家
- 食生活など：入院直前まで、家事や長男Tさんの身の回りのことはすべてFさんが行っていた

▶**社会資源の利用状況**

　入院前まで自立していたため、福祉サービスの利用はない。

▶**生活歴／療養経過**

　Fさんは地方都市出身。公務員の父親と母、妹との4人家族で育った。地元の中学校の教員となり、28歳の時Mさんと職場で知り合い結婚。34歳の時、長男を出産。

一旦復職したが、長男が病気がちなため36歳で退職し、以後専業主婦。

長男は、幼少期から病気がちで、小学校・中学校もよく休んだ（ほぼ不登校の状態）。高校卒業後、一浪して地元大学の教育学部に入学、5年かかって卒業。教員にはならず家を出て地元企業に就職したが、心身の体調不良と職場の人間関係の問題から4年で退職。以後、現在の自宅に戻り学習塾の講師や学童保育の指導員など、いくつかの（主として子どもと関わる）仕事に従事していた。Ｆさん入院時は定職には就いていなかった。

これまでＦさんには、高血圧以外には目立った持病はなく、今回、突然の発症。自宅で倒れているのを、長男Ｔさんが発見し、救急入院となった。

関係者の認識：連携・協働の課題

Ｆさん……生来、世話好きで心配性な性格。長男Ｔさんは、幼少期から病気がちであったため、また30代に入ってから生まれた一人息子であることもあって、ＦさんのＴさんに対する執着は強い。Ｆさんとしては夫の死後、Ｔさんを頼りにしてきた。今回の入院では、Ｔさんのことが心配で、一刻も早く、回復して自宅に帰りたいと考えている。

主治医……Ｆさんは、歩行自立は難しく、要介護状態に留まると判断している。しかし、Ｆさん自身のリハビリテーションに対する期待が非常に大きく、数回、病状説明の面接を行うも、予後不良であることを理解してもらえない。そのため、今後の方向性の決定については、長男Ｔさんがキーパーソンと考え、介護者となる意志があるか否かを問う話し合いを何度かもったが、肝心の長男にも十分な理解が得られず、苦慮している。

看護師……Ｆさん自身は、礼儀正しく人当たりも良い人柄で、リハビリテーションにも熱心であるため、看護師の評判は良い。予後不良であることを理解できずに「早く良くなって自宅に帰りたい」という、非現実的な訴えを続けるＦさんに対して、どう対応すべきか苦慮している。今後の方向性については、経済的余裕もあり、仕事もせず家にいるのだから、長男Ｔさんが介護すれば良いのではないか、という思いが一部の看護師にはあるが、長男の頼りない様子にいらだちを覚える看護師も見られる。

ソーシャルワーカー……生活史や親子関係から、基本的にはキーパーソンはＦさん

であると考えている。しかし、病状から、FさんはTさんを頼りにしなければ今後の療養を維持できない部分もあり、この関係が続くとなかなか今後の方向性は決まらないであろうと感じている。当面は、何とか、Fさんに自らの障害とその予後を認識してもらうことが重要と考えており、働きかけの中心をFさんにすべきと考えている。

理学療法士……Fさんは、理学療法士に対して「早く歩行訓練がしたい」「（理学療法士は）きちんと訓練してくれない」などと訴えており、非現実的な認識に基づくすれ違いが顕著である。そのため理学療法士としては、Fさんは「障害受容※」ができておらず、これまで以上に医師からの病状説明が必要と考えている。

※「障害受容」を考える

「障害受容」という言葉が臨床の現場ではよく使われるが、これは専門職側の課題を患者に転嫁する可能性を持っており、非常に危険な言葉である。

患者の立場からすれば「今後の人生の可能性に対するあきらめを含んだ現実認識の形成」の意味でもあるが、本来それは一定の時間をかけて多様な社会関係の中で、徐々に形成されるべきものであり、同時に新たな生活や人生の見通しの形成と不可分なものである。

大嶋（2008）は「障害受容」の文献学的検討から、従来、理論的検討されてきた到達点から離れ、現場での「障害受容」の一人歩きといった現象が広がっていることの問題点を指摘している。廣瀬（2014）は「障害受容」を「受障によって失ったものと獲得したものとの間のアンビバレントな感情を抱きつつも、その複雑な感情を一旦保留して新たな生活を再建すること」であると再定義し、それは必ずしも直接、本人の満足や納得といった内的な定着を意味するものではないことを指摘している。

カンファレンス編：ディスカッション

カンファレンス1：初期アセスメント

Fさんのように要介護状態に留まると予想された高齢者とその家族の心理状態を考察してみましょう。また、告知の方法と告知後の働きかけは、どのようにすれば良いでしょうか。一般的なチームアプローチについて確認しておきましょう。

> **考察の手がかり**
> 　脳卒中のような障害を残す疾患については、急性期において、希望的な見通しを持つ患者は多く見られます。むしろ辛い現実を直視できないのが通例と考えても良いでしょう。見たくない認めたくない事実やその事実を受け止めることへの不安や恐怖を、患者への共感的な観点から考察してみましょう。

カンファレンス2：患者・家族理解

1. この事例では、Ｆさん親子の病識や「障害受容」が、今後の療養を進めるうえでの問題の焦点となっています。なぜ、この親子は再三の医師の説明にもかかわらず、病気や障害の状態、リハビリテーションの限界を受け止めきれないのでしょうか。

> **考察の手がかり**
> 　生活史は、患者・家族理解、そして親子関係のあり方を理解するうえでの重要な情報です。生活史から親子の相互関係のあり方を振り返ってみましょう。カンファレンス1での考察に加え、この親子固有の課題を生活史の中から考察してみましょう。

2. この事例において今後の療養の方向性に関する決定の鍵を握っているのは誰でしょうか。グループで話し合ってみましょう。

> **考察の手がかり**
> 　スタッフの中には、Ｔさんと考える職種とＦさんと考える職種が見られます。それぞれの立場と考えを検討しながら考察してみましょう。

カンファレンス3：支援計画の策定と協働実践の組織化

　Ｆさんの今後の療養の方向性をどのように考えますか。またその障害となることは、どのようなことでしょうか。在宅ケアへの移行を前提とした場合の課題、他施設に転院した場合の課題、それぞれについて検討してみましょう。

> **考察の手がかり**
>
> 　在宅ケアを選択した場合には、長男Tさんが介護者となることが前提となります。長男に何ができて何ができないのか、またそのうちどのような事柄は外部の支援によって補えるのか、生活の実態に即して具体的に検討することが必要です。
>
> 　施設ケアの場合には、この親子にとっての長期的な課題を明確にし、それを次の施設に引き継いでもらうことが重要となります。医療的な課題、生活上の問題、人間的な成長・発達の課題について、検討してみましょう。その際、Fさんが今後、自律的に親のケアに問題意識を持つようになる可能性はあるでしょうか。議論しながら考察してみましょう。

解　説　編

事例理解のポイント

　この事例では、ソーシャルワーカーの指摘通り、生活史の経過からFさんが実質的なキーパーソンと認められます。しかし、Fさんの発症により、その立場が揺らぎ始めている、というのがこの事例の状況です。そのような中で、Fさんは病前の自分に戻る希望を持ち続けています。多くの患者は、納得できない部分や願わくば…というような希望を持っていても、多少は医師の説明を受け止めるのが一般的です。認知機能に問題がないことを前提に、一般的な水準を超えて、自己認識が大きく歪められるような反応が見られる場合、その人には、事態を正面から受け止められないほど強い影響が外部からかかっていることがよく見られます。つまり、Fさんは「Tさんを守らなければならない」という人生をかけたミッションを背負って生きてきたと考えられます。

　こうした意識が当事者の様子として、生活史的に形成されて母子密着として現れてきます。Fさん親子の場合、Tさんの病弱、経済的余裕、夫の死などいくつかの要因が重なって形成されてきたものと考えられます。

　そうした理解のうえで、一方でFさんには、ことの善し悪しは別として、いくつになっても母親としての意識を持っていること、決して高齢者・要介護者という一面的な存在ではない多面的な人間像があることを、私たちは理解しておく必要があります。

連携・協働の課題：事例から学ぶべきポイント／共通理解のポイント

　この事例のように、固い殻に閉じこもった二者関係の問題を打開することは容易ではありません。少なくとも今回の入院中に何とかできる問題ではないことが、今後の援助計画の基礎に置かれる必要があります。

　仮に、殻はさほど固くなく他者の言葉を受け入れるような人間的な素地がこの親子にあったとしても、厳しい現実を理解し、受け止めるまでには時間がかかるものです。Ｆさんが「もとには戻らない」ということを自分の身の上の現実として受け止めるには時間が必要です。それが分かれば世話などの機能としての母親役を十分に遂行できないことは自然に理解できてくるはずです。

　説明すれば分かる、または客観的な事実を突きつければ理解するはずと、単純に考えてはなりません。外からの過度な圧力は、当事者を一層殻に閉じこもらせる結果を招きますし、抵抗を感じ、かえって専門職の声を聞かなくなる可能性があるので逆効果です。

　Ｔさんには、母親に依存してきたことの自覚、母親の介護に対して一定の役割を果たさなければならない事実の理解が求められますが、親子分離への不安・恐怖がどのくらいあるかによって対応が異なります。

　Ｆさんを巻き込みつつ、息子Ｔさんに主体的な役割を果たしてもらうような、長期的な支援と教育的な働きかけが必要です。またそれは施設、在宅を問わず、次の専門職チームにも引き継がれていなければなりません。

　この事例では、他の病院や施設に転院し、親子の現実認識の経過を見ることも一つの方法でしょう。

事例6と関連する他の巻の内容

- 【チーム・ビルディングの基礎と理論】（③p94）
- 【患者と家族のマネジメント】（③p125）
- 【多職種連携・協働の基盤としての当事者の人間理解】（④p22）
- 【事例検討会を企画・運営する】（④p39）
- 【地域ケアでの連携教育・学習】（④p67）

第2章

地域・在宅ケアにおける困難事例

事例 7 暴力を繰り返す息子と離れようとしない高齢夫婦

サブテーマ1（連携・協働実践とその課題）：患者・家族理解とその共有、患者・家族との合意形成、意見の異なるスタッフとの相互理解、自分の問題意識を他のスタッフに伝える、地域専門機関との連携・協働

サブテーマ2（医療・福祉問題）：家族問題とその影響、母子密着／共依存、児童／高齢者の虐待問題、職種を超えた専門職コミュニティの形成、専門職の意識・能力による問題

事例編

問題状況

Gさん（73歳）とHさん（69歳）は、生活保護受給中の高齢夫婦である。夫婦の長男Iさん（44歳）は、定職に就かずその日暮らしを続けており、頻繁に両親のもとにやってきては金を無心する。そのうえ、金額に不足があると激高し、両親を殴る蹴るなど暴力を振るう他、ものを投げて窓ガラスを割ったりする。地域包括支援センターのケアマネジャーは長女、次男と共に、Gさん夫婦に「長男から逃げるように」説得するも、夫婦は「長男のことが心配」「あのように育てた自分たちの責任」と虐待を受け続けている。

基本情報

▶**事例の舞台**

政令指定都市、高齢化の進む下町

▶**クライエント**

GさんとHさん夫婦

▶**家族構成**〈事例7　ジェノグラム〉

Gさん（73歳、男性）：高血圧のほか特に持病なし

Hさん（69歳、女性）：64歳で脳梗塞発症、左上下肢に軽い麻痺、要支援2

長女Mさん（47歳）：夫と子ども3人の5人世帯、遠隔地に在住

長男Iさん（44歳）：独身、Gさん夫婦とは別居、住所不明

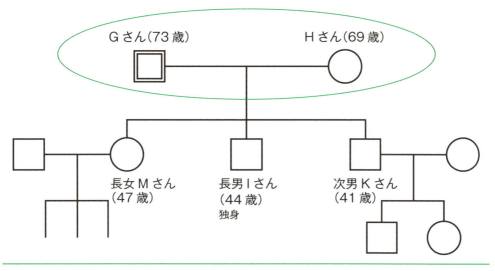

事例7　ジェノグラム

次男Kさん（41歳）：妻と長男・長女との4人世帯、隣県在住

▶ GさんとHさん夫婦の生活状況
- 職業／収入：生活保護
- 住居：アパート、家賃52,000円／月
- 相当額の保護費を長男に渡してしまっているため、食事も十分にとれず、夫婦ともやせてきている。

▶ 社会資源の利用状況

週2回訪問介護利用（Hさん）

▶ 生活歴／療養経過：GさんとHさんの生活略歴
- Gさんは父親を戦争で亡くし母子家庭の次男として育った。
- Hさんも戦争で両親を亡くし、親戚の家に引き取られる。
- Gさんは高校卒業後、板金加工職人の見習いとして就職。
- Gさん25歳とHさん21歳の時、見合い結婚。
- Gさん32歳の時、独立して板金工場を自営。Hさんも経理事務として働く。
- Gさん60歳、Hさん56歳の時に廃業。工場を借金の返済に充て現住所に転居。
- Hさん64歳の時に、脳梗塞発症し入院。その時から生活保護受給。

長男Iさん（44歳）の病歴と生活歴、人物的特徴

〈職業・職歴〉
- 独身、結婚・離婚歴あり、子どもなし、大学中退。
- 建設業など日雇いの経験あり、現在無職、職歴詳細不明。

〈生活状況など〉
- 日常的にアルコール多飲。精神科の受診歴なし。
- ギャンブル：競馬、パチンコなど。
- 消費者金融などに借金あり。
- 内科の受診歴不明。

〈性格・気質〉
- 些細なことで、すぐ興奮して怒り、怒鳴る。
- 言動がせっかち。
- 一方的に言いたいことを言い、他者の話に耳を貸さない。

関係者の認識：連携・協働の課題

ソーシャルワーカー（地域包括支援センター）……緊急にGさんとHさんを保護しなければならないと考えているが、その二人に被害者意識がなく、避難に積極的でないため苦慮している。GさんとHさん二人の真意が理解できず、どう説得して良いのか分からず、いらだちを感じている。避難先の確保については、居宅介護支援事業所のケアマネジャーに任せたいが、連携はとれていない。二人とも特別養護老人ホームに避難するほどのADLではなく、また近隣のショートステイのベッドに空きがないことから、かかりつけのJ病院と交渉しているが、主治医の理解がなく、交渉は難航している。

GさんとHさんの主治医（J病院）……基本的には、GさんとHさんが長男から受けている虐待の問題には、医療機関が関わる余地はなく、地域包括支援センターや行政の管轄の仕事であると考えている。そのため、地域包括支援センターから依頼されている緊急避難としての入院についても、特別養護老人ホームなど福祉施設が担うべきであると主張している。

ケアマネジャー・介護福祉士（居宅介護支援事業所）……ケアマネジャーは、ケアプランの作成が仕事であり、介護保険制度の範囲を超えるような問題に対応するのは地域包括支援センターであると考えている。その他避難先の確保も、地域包括支援センターでやってもらいたいと主張している。

ケースワーカー（福祉事務所生活保護課）……以前から、長男による金銭の要求や暴力があることは把握しており、福祉事務所としてはあくまでも、GさんとHさんに対して「生活保護を受けている立場なので長男に金銭は渡さないように」口頭で指導してきたので、最低限の対応はしてきたとの認識。夫婦の保護は必要と考えてはいるが、その対応については、専門的知見もなく、地域包括支援センターに委ねている。Gさん夫婦の説得には同席しようと考えている。

訪問介護員（居宅サービス事業所）……食材を買おうにもお金がないことも多く、日に日にやせてきている夫婦の様子を心配していた。Gさんが顔に（殴られた）あざをつくっているのを発見し、地域包括支援センターに通報した。

カンファレンス編：ディスカッション

カンファレンス1：患者・家族理解

1. なぜ、GさんとHさんは暴力を受けながら、長男Iさんから逃げようとしないのでしょうか。夫婦は「長男のことが心配」「自分たちの責任」と言っていますが、そのように思うのはなぜでしょうか。グループで議論してみましょう。

夫婦が「長男のことが心配」「自分たちの責任」と感じていることは事実です。しかし、夫婦が長男のことを「心配」することや「責任」を感じることは本当に長男や自分たちのためになることなのでしょうか。この点から議論してみましょう。

2. なぜ、長男Iさんは両親に暴力を振るうのでしょうか。気質的な要素も一因と考えられますが、アディクション関連問題の学習を踏まえて、「依存」と「虐待」関係とその心理的な過程について、考えてみましょう。

考察の手がかり

「お金が欲しい」「思い通りにお金が手に入らない」といった理由は容易に考えられますが、それが暴力につながるには、それなりの心理的なメカニズムが働いているはずです。その点を考察してみましょう。

カンファレンス2：連携・協働の問題点

1. この事例では、各専門機関・職種の連携が十分とれているとはいえません。一連の体制の中で、どこに問題があるのでしょうか。議論を通して出し合ってみましょう。

考察の手がかり

GさんとHさんの保護は緊急を要する状態です。そのことを踏まえて、直接、虐待対応の役割を担っていないと考えている機関・職種に何ができるでしょうか。考えてみましょう。

2. GさんとHさんを説得するにはどうしたら良いでしょうか。また誰がどのように声をかければ良いでしょうか。検討してみましょう。

考察の手がかり

このような複雑な心理的過程を内包した人は、客観的事実によって行動するわけではありません。そこでは専門職だけでなく、非専門職の市民や当事者との協働は不可欠です。長女、次男、そしてGさんとHさん自身との協働を考えてみましょう。

カンファレンス3：今後の支援と連携・協働課題の整理

1. 今後、このケースに起こりうる事態はどんなことでしょうか。説得できた場合とできない場合に分けて、リストアップしてみましょう。
2. 1でリストアップしたリスクに対して、どのような対策が考えられますか。考えてみましょう。
3. 2を実践するうえで、どのような関係者とどのような情報の共有と連絡体制がとれていることが必要でしょうか。連携上の課題をグループで出し合い確認しましょう。

4. 3で出された課題を、以下のような点から（13ページの図1に従って）分類・整理してみましょう。

- 横軸＝緊急性：a. 急ぐこと
　　　　　　　　b. 急がないこと
- 縦軸＝多職種検討比重：c. 多職種協働を要すること
　　　　　　　　　　　　d. 多職種でなくてもよいこと

解　説　編

事例理解のポイント

(1) Gさん、Hさんの意識

　長男の暴力には恐怖を感じつつも、「心配で仕方がない」という感情のアンビバレンスの理解が必要です。GさんとHさんにとって長男は自分を困らせる存在であると同時に、自分の支えでもあり、"親の役割を全うする"という意識を満たしてくれる存在となっています。仮初めの安心が得られる関係であり、そのような嗜癖的な安心感への希求が、この親子の行動原理です。

　このような関係は、短期的に形成されるものではないため、当事者にとっては「仕方のないこと」と認識されていることも多く、短期的な介入で変容させられるものではないことを理解しておく必要があります。

(2) 長男Iさんの意識

　このような親の感情は、触法行為をする少年の親や子どもから家庭内暴力を受ける親に共通する意識です。この事例は、家庭内暴力の親子関係の構図が高年齢化したものです。長男の立場からは、ただひたすら「辛い現実から逃れたい」と考え、嗜癖行為に没頭する意識と、その尻ぬぐいをしてくれる両親に対する率直な甘え（愛着欲求）から、子ども心そのままに要求がなされています。同時に「自分がこうなったのは、親のせいだ」といった被害者意識による責任転嫁された甘えもあるでしょう。結果的に長男Iさんは、生来の気質もあるでしょうが、親子関係のうえでは、親の保護なくして一人では生きていけない人物になってしまったといえるでしょう。

(3) 親子関係の構図

　事例の専門職チームは、長男Iさんを加害者、GさんとHさんを被害者と捉えていますが、この親子の意識の深層では、加害者はGさんとHさんであり、長男Iさんは被害者なのです。これがGさんとHさんが逃げない理由の中心です。専門職チームの見方と当事者の見方、両方が現実であり真実です。生活の場での問題は、このように私たちの専門から得られた認識だけが根拠とはならないことを、私たちは理解しなければなりません。

　このような親子の問題を「親の育て方が悪かった」と考える市民は今なお多く見られます。しかし、あくまでも親・子それぞれの気質と関係の問題であることを専門職は理解しておかなければなりません。この事例では、長女・次男には人間的問題は見られていません。科学的な理解を基礎にして当事者と向き合う必要があります。

連携・協働の課題：事例から学ぶべきポイント／共通理解のポイント

(1) 組織的連携システムの構築

　虐待問題のように極めて多職種の連携・協働が緻密に求められるケースでは、個別の職種が個人的に協働することには限界があり、日常的な関係機関の連携のあり方がシステムとして地域社会の中に構築されていなければなりません。組織が連携・協働を志向していなければ、専門職個人レベルの連携・協働も十分に機能しません。個別臨床の枠を超えて地域的なシステムづくりが大きな課題となります。

(2) 問題の全体像とリスクの共有

　地域のケースでは、関わる専門職の間で援助を必要とする人とその状況に関する問題の全体像の理解が不可欠です。病棟とは異なり、専門職の前には、対応すべき問題がそれぞれの専門の枠組みに沿って見えてはきません。少なくとも避けなければならないリスクについては、関係者全体で理解が共有されていなければ、危機介入はできません。

(3) 予想される危機

　この事例では、長男によるGさんとHさんへの暴力がエスカレートすることが懸念されます。既に刑事事件として告発できる状況にあり、親子関係の問題という認識に留まっていられない状況です。親子であっても傷害事件として取り上げる準備も必要です。その意味で警察との連携も視野に入れる必要があります。

　一方で、Gさんが思いあまって長男Iさんを死に至らしめることも想定しておかなけれ

ばなりません。そのような意味でも親子を離すことは緊急の課題です。
　何よりもGさんとHさんの避難を説得することに専門職チームの重点が置かれる必要があります。

事例7と関連する他の巻の内容

- 【チーム・ビルディングの基礎と理論】（③p94）
- 【患者と家族のマネジメント】（③p125）
- 【多職種連携・協働の基盤としての当事者の人間理解】（④p22）
- 【連携の輪をどう広げるか】（④p30）
- 【地域ケアでの連携教育・学習】（④p67）

事例 8 ゴミ屋敷で暮らす対人不信の40代単身男性

サブテーマ1（連携・協働実践とその課題）：患者・家族理解とその共有、患者・家族との合意形成、意見の異なるスタッフとの相互理解、地域専門機関との連携・協働、職種を超えた専門職コミュニティの形成

サブテーマ2（医療・福祉問題）：家族問題とその影響、発達障害に起因する生活問題、独居生活の援助、地域関係からの孤立、専門職の意識・能力による問題

事例編

問題状況

Hさん（40歳、男性、単身世帯）は、脱水による意識障害、転倒による右肩亜脱臼、低栄養でC病院に入院し、退院して1か月が経過した。父の遺産と不動産収入で暮らしていたが、義母と親族に騙され奪われたと訴えており、対人不信を強く抱いている。1年前の交通事故による歩行障害もあり、自宅に引きこもっている。屋内はゴミ屋敷状態であるが、Hさんはどこに何があるかは分かっているという。C病院のソーシャルワーカーは、地域の関係機関と連携を図り、支援体制を構築しようとするが、うまくいっていない。

基本情報

▶事例の舞台
　都市近郊市部の住宅地

▶クライエント
　Hさん（40歳、男性）

▶家族構成〈事例8　ジェノグラム〉
　兄弟姉妹なし、結婚歴なし
　父：12年前に73歳で死亡、農業自営だった、土地・不動産を遺す
　実母：26年前に56歳で死亡
　義母（74歳）：22年前にHさんの父親と再婚

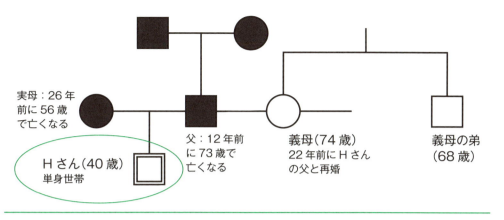

事例8 ジェノグラム

義母の弟（68歳）：家族不明

▶生活状況
- 職業／収入：不動産収入約500,000円／月
- 住居：持ち家。不動産を所有しているものの自宅は小さな古い一軒家。室内は、さまざまなものが瓦礫のように積まれており、足の踏み場がない。

▶社会資源の利用状況
要介護1で訪問介護週1、C病院退院時に介護保険の手続き。

Hさんの生活歴／療養経過

〈Hさんの生活略歴〉
- 郊外の農家の長男として生まれる。祖父母、父、母の5人家族。広大な農地を所有。
- 小学校入学前、祖父が亡くなり、父親は農業を辞め不動産業を始める。
- 14歳の時、母親が病気で亡くなる。父親は別居し、祖母に育てられた。
- 中学生の頃から不登校気味だった。高校は地元の公立高校を何とか卒業できた。
- 高校卒業前に、父親は義母と再婚。義母と一緒に暮らしたことはない。
- 高校卒業後、数年間町工場に勤めるも、体を壊し退職。
- その後、祖母が亡くなり一人暮らしとなる。
- 28歳の時、父親も病気で死亡。
- 1年前、自転車に乗っているところをトラックにひかれ、大腿骨など複雑骨折。G病院に3か月間入院し、手術・リハビリテーションを受けるも歩行障害が残り、以後、引きこもりの生活となる。近所に住む友人が時折、様子を見に来ていた。食事は、

友人に買い物を頼んだり、電話で宅配を頼むなどして過ごしていた。

〈C病院入院中から現在に至る経過〉

- 1か月半前に、脱水症状による意識障害のため、自宅で転倒。2日後、動けなくなっているところを友人に発見され、救急でC病院に入院。右肩亜脱臼と低栄養状態も見つかる。
- 入院後は、病院スタッフに対しておびえた様子があり、病歴聴取などができない状態。Hさんの様子から医療費の未収を心配した主治医から依頼がありソーシャルワーカーが介入。
- 多くを語らないHさんに対して、ソーシャルワーカーが傾聴面接を数回実施したところ、徐々に、上記の生活歴を話し始めるようになる。Hさんが話をすることができるのは、主治医、病棟の担当看護師、ソーシャルワーカーの3人のみで、他のスタッフとは、「はい」「いいえ」程度しか話をしようとしない。
- 入院時に介護保険を申請（その後要支援2の判定）。退院後、訪問介護の利用を勧める。当初、Hさんは拒否していたが、話のできるスタッフが熱心に説得し承諾。
- 退院前、自宅へ外出。ソーシャルワーカー、病棟看護師、理学療法士、退院後に担当予定のケアマネジャーが同行。トイレなど屋内の動線確保のためには、かなりの片付けを必要とする状態。掃除、片付けを拒むHさんに対し、ソーシャルワーカー、病棟看護師は最低限の動線だけでも片付けることを提案。Hさんも了承するが、ケアマネジャーは、「全面的にきれいにしなければ、訪問介護員は入れられない」と主張。結局数日後、やむなくケアマネジャーが折れ、ボランティアの手を借りて、動線だけ片付けることとなる。
- Hさん立ち会いの下、室内を片付け、訪問介護と往診を利用する手続きを取り自宅に退院する。

〈退院後の経過〉

- しばらく順調に生活していたが、突然、訪問介護、往診を拒否するようになる。接触できるのが友人とC病院のソーシャルワーカーだけになる。
- Hさん：ケアマネジャーに「こんな家で暮らしているから、人とも会いたくなくなる。全部捨ててきれいさっぱり片付けて、家から出るようにしなければダメ。お金があるんだから介助者はいくらでも頼むことができる」と言われ、会うのが怖くなった。信用できない。また訪問介護員は来ても何もしゃべらないで、嫌そうな顔をして、さっさと帰ってしまうので、顔を合わせるのが苦痛だ、と訴える。

関係者の認識：連携・協働の課題

ソーシャルワーカー（C病院）……Hさんが孤立し引きこもる背景をある程度理解しながら対応している。しかし、地域のケアマネジャーをはじめ、なかなか理解の共有ができず苦慮している。特に地域での長期的な見守り体制を構築することが、このケースでは重要と判断しているが、特にケアマネジャーに自分の問題意識を理解してもらえないことが最大の問題と考えている。

C病院入院中の内科主治医……Hさんには、何か精神科的な疾患の要素があるようにも感じているが、入院中にそれを掘り下げることはHさんの様子から得策ではないと判断し、地域で徐々に時間をかけて、無理なく精神科につなげられる機会を探ってもらうのが良いとの考え。

理学療法士（C病院）……歩行障害に対するアプローチの可能性は十分にあるが、入院中から患者との関係はあまり良くなく、家屋改造の提案も受け入れられるわけがないと考え、あえて何も主張していない。

往診医……C病院とは直接のつながりはなく、ケアマネジャーからの依頼で往診を始めたため、患者が拒否するならば、以後は、介護タクシーでC病院の外来に、との考え。

ケアマネジャー・介護福祉士（居宅介護支援事業所）……Hさんのような人は、精神科に入院すべき人なのではないか、と考えている。理解しがたい人であり、対応の方法も分からないため、居宅介護支援事業所としては、「避けたいお客さん」であるとの認識。

訪問介護員（居宅サービス事業所）……Hさんのような人に出会うことが初めてのため、驚きと多少の恐怖心を抱いており、どう対応して良いか分からずにいる。

カンファレンス編：ディスカッション

カンファレンス1：患者・家族理解

1. なぜ、Hさんは、引きこもりを続けるのでしょうか。また他者との関わりに恐怖を

抱くのでしょうか。考えてみましょう。

> **考察の手がかり**
>
> Hさんは親族から金銭の略奪を受けたと主張しています。ことの真偽はさておき、そう感じる事態があった場合、いかにして、対人関係全般にその影響が及ぶことになるのでしょうか。その点を考えてみましょう。

2. Hさんは、関係専門職の中でも、会話のできる人とできない人が見られます。Hさんにとって両者の違いは一体どこにあるのでしょうか。議論を通して考えてみましょう。

> **考察の手がかり**
>
> Hさんと応答がとれる専門職は、決して特別な技能を有しているわけではありません。技術以前の援助専門職としての基本的態度とはどういうものか、考えてみましょう。

カンファレンス2：連携・協働の問題点

1. この事例では、地域における各専門機関・職種の連携が十分とれているとはいえません。一連の体制の中で、どこに問題があるのでしょうか。議論を通して出し合ってみましょう。

> **考察の手がかり**
>
> この事例では、Hさんの困難に、正面から取り組もうとする理解と態度が問われています。C病院のソーシャルワーカーがその姿勢を持っていますが、他スタッフと共有できていません。関係者は何を学び理解する必要があったのでしょうか。

2. 地域で対応するスタッフは、それぞれHさんに対する理解と態度が異なっています。Hさんに関して、スタッフが共通に認識していなければならないことは、どのようなことでしょうか。検討してみましょう。

> **考察の手がかり**
>
> この事例ではHさんへの対応で、ケアマネジャーが大きな過ちを犯しています。

どのような過ちだったでしょうか。その点から議論を始めると良いでしょう。

カンファレンス3：今後の支援と連携・協働課題の整理

1. Hさんの人間像や精神的な特性に関する理解を共有するにはどうしたら良いでしょうか。連携組織の方法を検討してみましょう。

考察の手がかり

従来の専門職の教育は専門ごとに考えられてきましたが、今後は地域の中で職種横断的な学習の機会を設けることが重要になってきます。学習会や研修会、事例検討会などの開催を専門職連携の方法として位置づけることが重要です。この事例では、具体的に誰が声を上げて、誰と誰を招いて、学習を進めることが可能でしょうか。その戦略を考えてみましょう。

2. 今後のHさんの生活において、起こりうる事態はどのようことでしょうか。リストアップしてみましょう。また、そのリスクに対して、どのような見守り体制がとれるか考えてみましょう。

考察の手がかり

この事例では、専門職が数多く関わってHさんを見守る体制は、現実的には構築しがたい状況があります。そのような中で最低限、安定して過ごせる生活とはどのようなものでしょうか。考えてみましょう。またそこに関われる職種は誰と誰でしょうか。具体的に指摘してみましょう。

解　説　編

事例理解のポイント

(1) Hさんについて

このようなケースは、地域医療の現場では決して多くはありませんが、どこにでもあるケースです。認知症や統合失調症が背景にあるともいわれますが、家族・地域をはじめとする人間関係も原因の一つです。

Hさんについては、生活史や現在の人間関係・生活状況から、何らかの発達障害がある可能性も考える必要があります。しかも幼少期から非常に対人関係に対して苦しんできた様子がうかがえます。仮説的には祖父母や両親から、虐待もしくはそれに近い行為を受けてきた可能性も視野に入れておく必要があります。いずれにせよ、自身の気質的な要素をもとにして、深刻な心理的なダメージが生活史的に積み重ねられ、それが対人不信の根底にあることは明らかです。一つ言葉の使い方を間違えただけでも、それまで良好だった関係に警戒心を抱く場合もあり、アプローチには適切な面接技術と一貫して受容的な態度が求められます。

（2）未診断ケースへの対応

　これらのケースへの対応は、診断ありきで考えてはなりません。地域では診断のつかないケースはいくらでもあります。診断をつけることによって対応の方向性は明確になりますが、地域のケースでは、診断がついていなくても何らかの障害があると思って対応することが、良好な結果につながります。医学的な技術行使と同様に考えて、診断ありきで対応すると、心理テストや精神科の受診自体が、クライエントに大きな心理的ダメージを与え、それを推奨した専門職に対する不信感を増大させる可能性があります。したがって地域では、診断をつけるべく、当事者に進言することには慎重になる必要があります。

（3）関係者の知識や経験、理解の不足が連携を阻んでいる

　ゴミ屋敷や引きこもりの問題は、その原因や発生のメカニズムについて学問的解明は十分ではありません。したがって、より慎重なアプローチが求められます。先進的な実践や研究報告などから学ぶことなく、軽々に毛嫌いして対応するなどということはあってはなりません。その点を保健・医療・福祉に携わる専門職は理解しておく必要があります。この事例では、スタッフは根本的にこのような事例に関する科学的理解が欠如していることが連携の障害となっています。

連携・協働の課題：事例から学ぶべきポイント／共通理解のポイント

（1）各専門の枠を超えた包括的な生活問題認識と学習を

　ケアマネジャーの中には対人援助そのものよりも手段としての制度活用が仕事であると考えている人も見られます。本来、患者・利用者の生活問題の全体像があり、その問題への対応のほんの一部分が介護保険制度の運用であることを自覚しなければなりませ

ん。このような患者・利用者の生活の全体像を捉えない、微視的な問題意識の専門職が、連携の核となるべきポジションにいると、全体の連携に不整合が生じます。かといって、個人的に非難しても、連携の問題は解決しません。学習会や事例検討会などを通して、相互関係の中で自然に、共通理解の基礎を身につけることができるような地域の日常的な専門職コミュニティの形成が不可欠です。例えばこの事例では、Hさんの精神保健福祉的理解をした上で、接近の仕方、声のかけ方、禁忌の発言・行為などについて十分な理解と学習が必要となります。

(2) リスクマネジメント

　生活の中でのリスクについては、転倒、急性疾患による死亡、自殺なども考えられます。さらに経過には出てきていませんが、義母を含めた親族からの略奪、虐待なども可能性としては残されています。

　しかし、このように他者との関わりをよしとしないケースの場合、見守り体制づくりは容易ではありません。関わることのできる人が限られていますので、その接点を大切にしながら、本人の意識に応じて、徐々に必要な関係者を動員していくことになります。かなり長期戦となることを見通しておかなければなりません。

事例8と関連する他の巻の内容

- 【チーム・ビルディングの基礎と理論】（③p94）
- 【熱心に治療やリハビリテーションを進めればよいチームなのか】（④p17）
- 【多職種連携・協働の基盤としての当事者の人間理解】（④p22）
- 【地域ケアでの連携教育・学習】（④p67）

事例 9　両親を支える不登校の高校生

サブテーマ1（連携・協働実践とその課題）：患者・家族理解とその共有、患者・家族との協働、地域専門機関との連携・協働、職種を超えた専門職コミュニティの形成

サブテーマ2（医療・福祉問題）：療養条件の確保と援助、家族問題とその影響、アルコール等依存症関連医療問題、児童／高齢者の虐待問題、地域関係からの孤立

事 例 編

問題状況

Ｉさん（17歳、女性）は、高校生だが現在不登校となっている。Ｉさんの家では、6か月前に父親が脳梗塞左片麻痺を発症し、現在、屋内Ｔ字杖歩行の状態で、自宅療養中である。さらに母親はうつ病とアルコール依存症で、精神科Ｒクリニックに通院中である。今回、父親のＫ病院外来通院に付き添ってきたＩさんが、父親の身体障害者手帳取得に関する相談でＫ病院の相談室を訪れた。Ｉさんが平日に付き添っていることにソーシャルワーカーが気づき質問を向けると、「学校には行きたくない」と訴える。

基本情報

▶ **事例の舞台**

　都市近郊市部の住宅地

▶ **クライエント**

　Ｉさん（17歳、女性）

▶ **家族構成**〈事例9　ジェノグラム〉

　父Ｏさん（48歳）：6か月前に脳梗塞左片麻痺、要介護2、会社員（コンピューター関連会社）、休職中

　母Ｍさん（45歳）：うつ病、アルコール依存症

　Ｉさん（17歳）：私立高校2年生、不登校

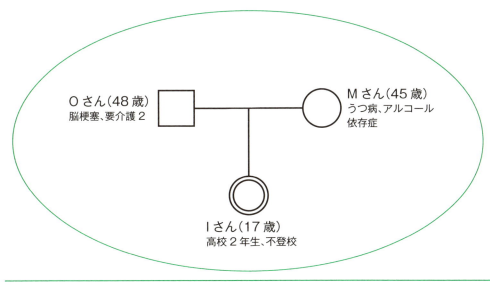

事例9　ジェノグラム

▶生活状況
- 収入：父Oさんの傷病手当金180,000円／月
　　　　1～2年分の生活費に充当する預貯金あり。
- 住居：分譲マンション3LDK、住宅ローン70,000円／月、残り20年

▶社会資源の利用状況

介護保険認定済み要介護2、身体障害者手帳申請予定。

介護サービスの利用なし。

▶生活歴／療養経過（Oさん／Mさん／Iさんの生活略歴と療養経過）
- OさんMさんともに東北出身。
- Oさんは、母子家庭、母と兄の3人家族で育った。地元の公立大学卒業後、就職で首都圏へ。
- Mさんは、小さな建築会社を経営する両親と妹との4人家族。比較的裕福な家庭で育った。
- 20年前に社内結婚。Iさんの出産を機にMさんは退職。その後パート就労。
- Mさん38歳の時にうつ病の診断、その頃から常用飲酒が見られるようになる。この頃より、家事は、ほとんどOさんとIさんが担うことになる。
- Iさん高校入学するも1年次より休むことが多くなり、徐々に不登校になる。
- Oさんは6か月前に会社で脳梗塞発症し、救急入院。1か月後自宅近くのK病院へ転院。

- K病院では、入院でのリハビリテーションをもう少し継続するか、回復期リハビリテーション病院への転院でADLが上がると考えていたが、Oさんが、家族のことが気になるので早く退院したいと強く主張。外来リハビリテーションに通院することで、自宅退院することとなる。
- K病院に5か月入院し、自宅に退院。月2回の外来受診。

関係者の認識：連携・協働の課題

Oさん担当ソーシャルワーカー（K病院）……主治医からはOさんの外来通院条件の支援とMさんの主治医（Rクリニック）との連携を指示されているが、ソーシャルワーカーとしては、Iさんの生活・通学条件の確保が最優先と考えている。しかし、Iさん自身はK病院の患者ではないため、Iさんの立場から家族全体の問題を考える専門職がおらず、苦慮している。

Oさん主治医（K病院）……入院リハビリテーションを途中で退院したため、外来での訓練が必要と判断している。家族については、Oさんの立場から捉えており、MさんとIさんを、Oさんの介護・介助の担い手としてイメージしている。今後の鍵は、Mさんの病状と治療の進展と考えている。

Oさん担当ケアマネジャー（居宅介護支援事業所）……Oさんの支援体制の構築が自分の仕事と考え、家族・関係機関と連携を図ろうとしている。「一家の大黒柱のOさんが1日でも早く良くなるために頑張って…」とMさん、Iさんを励ますなどしている。

Mさんの主治医（精神科Rクリニック）……Mさんの治療のためには、定期的な受診と自助グループへの参加が不可欠であり、家族の理解と支援が必要と考えている。現在のMさんの状態では、介護者の役割を背負うことは難しく、ストレスを強めると判断しており、K病院の方針と対立している。

Iさんの高校担任……校内での人間関係ではなく、家庭環境がIさんの不登校の原因と考えている。両親との面談も何度か行い、Iさんが登校できるような環境づくりが必要である旨の説明をした。両親には多くは期待できないものの、少しでも登校できるよう粘り強く、両親に働きかけをしようと考えている。

Iさんのスクールカウンセラー……定期的にIさんのカウンセリングを実施してい

る。中退せず、何とか卒業することを援助の目標にしている。学校側の配慮が必要なため、担任・教頭・校長との連携を意識している。

カンファレンス編：ディスカッション

カンファレンス1：患者・家族理解

なぜ、Iさんは「学校に行きたくない」のでしょうか。Iさんの立場から、その心情を考えてみましょう。また、それを言葉で表現してみましょう。

考察の手がかり

当事者を客観的に捉え、原因や理由を指摘することは容易ですが、当事者の立場からすると、言動の背景や理由は単純な構造ではありません。当事者の立場の言葉で、当事者の感情を表現してみましょう。

カンファレンス2：連携・協働の問題点

それぞれの専門職がそれぞれの立場で自分たちの利用者を尊重しようとしています。各々の専門的見地からすれば決して誤っているわけではありません。一体、この事例における専門職集団のチームとしての問題はどこにあるでしょうか。またどのような認識が求められるのでしょうか。グループで出し合ってみましょう。

考察の手がかり

個別の対象者への援助の合計がチームアプローチではありません。家族は、それぞれの問題が、他の家族の問題と複雑に絡み合っています。

このようなケースでは、専門職がバラバラに対応した場合、むしろ問題を深刻化させたり、事態を悪化させる可能性もあり、家族全体を一つのまとまったクライエントと捉えアプローチを検討することが求められます。この点をおさえておきましょう。

カンファレンス3：今後の支援と連携・協働課題の整理

1. 今後、このケースに起こりうる事態はどんなことでしょうか。また、その中で最悪の事態はどのようなことでしょうか。リストアップしてみましょう。
2. 1でリストアップした最悪の事態を避けるためには、どのような対策を講じなければならないでしょうか。考えてみましょう。
3. 2を実践するうえで、どのような関係者とどのような情報の共有と連絡体制がとれていることが必要でしょうか。連携上の課題をグループで出し合い確認しましょう。
4. この事例の今後（転帰）を考えてみましょう。現実的に見て、この事例における生活の安定はどのような状況を想定すれば良いでしょうか。議論を通して考えてみましょう。

考察の手がかり

この事例において、もっとも無理をしているのは、Iさんといって良いでしょう。Iさん自身に起こりうる心身のトラブルやストレス回避行動の現れ方を考えてみましょう。

解　説　編

事例理解のポイント

（1）家族全体を捉える視点

この事例のように家族成員に複数の生活問題が見られるケースを多重問題ケース／多問題家族といいます。多重問題ケースでは、複数の家族成員に複数の問題が見られ、相互に関連性を持っています。したがって、問題相互の連関構造を無視して、単一の問題として捉えることは、かえって事態の悪化を招きます。多重問題ケースでは、この事例のように家族単位の視点が求められます。

（2）家族の関係と役割の多面性

多重問題ケースでは、家族間の依存・被依存、援助・被援助、加害・被害などの相互関係は多面的です。家族の外から見ると加害者である人が、当事者の意識の中では被害

者であることもあります。家族には家族のそれぞれの関係におけるストーリーがあり、それぞれの関係の文脈において、別の家族を捉えているのです。

(3) 当事者との連携・協働

　複雑な構造を持つ家族の問題は、外部からの専門的な働きかけによって問題の解決を図ると考えてはいけません。全体としての家族の問題に対して保健・医療・福祉の専門技術は、極部分的な所作にしかすぎません。当事者の意識や理解、対処や生活能力の発展向上、またそれに向けた主体的な努力などによって、生活の問題は徐々に緩和されてくるものです。専門職が当事者の理解を深めることを通して、当事者との問題認識の共有を図り協働することが、基本的な援助の筋道です。

連携・協働の課題：事例から学ぶべきポイント／共通理解のポイント

(1) 個別援助の総計がチームアプローチではない

　この事例における最大の問題は、本来、全体性を持つ家族の生活問題を、専門職がそれぞれの専門的見地から分解して捉え、家族の立場や相互関係とは無関係に、援助方針を立てていることです。特定の家族に対する所作は、他の家族の不利益になる可能性があることを理解しておかなければなりません。個別の対象者への援助の合計がチームアプローチとなるのではないことを理解しましょう。

(2) 単純に家族を治療の協力者と見なしてはいけない

　しかも、多くの専門職が、自分の関わっている患者・利用者を第一に考え、一方的に他の家族を自分の仕事の協力者として位置づけていることも見逃してはなりません。

(3) 家族全体の中でのリスク、優先順位を見極める

　家族の問題は、一筋縄では解決しません。援助には長い期間がかかるのが通例です。したがって、家族へのアプローチでは、家族力動関係をおさえたうえで、まずは家族の中で発生する可能性のある危機を予見し、対策を講じることが優先されます。この事例においては、父親Oさんのリハビリテーションよりも、Iさんのメンタルヘルスが優先されます。なぜならば、この事例における家族の生活はIさんの力に大きく依存しているからです。

（4）家族理解の共有

　家族の人間像・関係・意識を、スタッフで共有している必要があります。とはいっても、学問的な蓄積のないスタッフがいた場合には連携は難しくなります。そこで、学習会や会議などを系統的に積み重ね、平素から問題意識や学習の視野に関する交流を図っておく必要があります。また私たち自身にも、学問的に根拠を持って言語的に、人間像や言動の特性を説得力を持って説明することのできる力量が求められます。

事例9と関連する他の巻の内容

- 【ある援助困難ケース】（①p2）
- 【援助専門職が当事者の意思決定を妨げる】（①p39）
- 【当事者の意思決定を支える支援】（①p40）
- 【チーム・ビルディングの基礎と理論】（③p94）
- 【患者と家族のマネジメント】（③p125）
- 【多職種連携・協働の基盤としての当事者の人間理解】（④p22）
- 【地域ケアでの連携教育・学習】（④p67）

事例10 入退院を繰り返す依存的な高齢単身女性

サブテーマ1（連携・協働実践とその課題）：患者・家族理解とその共有、患者・家族との合意形成、意見の異なるスタッフとの相互理解、自分の問題意識を他のスタッフに伝える、地域専門機関との連携・協働
サブテーマ2（医療・福祉問題）：療養条件の確保と援助、ジェンダー、独居生活の援助、ターミナルケア

事例編

問題状況

Jさん（80歳、女性、単身世帯）は、心不全を抱えながら、20年間一人暮らしを続けている。しかし最近になって、食事をとらずにスナック菓子を大量に摂取するなどの様子が見られ、頻回に入退院を繰り返すようになった。Jさん自身は一貫して、一人暮らしの継続を強く希望しているが、突然ケアマネジャーに医療・介護・年金などの手続きを「全部あなたがやって」と丸投げしたり、関係機関との連絡の行き違いをケアマネジャーのせいにして、怒りをぶつけるなど、関係者からは理解しがたい様子が多々見られるようになった。

基本情報

▶**事例の舞台**
　都内某区下町地区
▶**クライエント**
　Jさん（80歳、女性）
▶**病名**
　要介護2、うっ血性心不全、うつ状態、高血圧
▶**家族構成**〈事例10　ジェノグラム〉
　夫：33年前54歳の時、癌で亡くなる
　長女Kさん（44歳）：一人娘、乳癌、療養中
　Kさん家族：夫（45歳）：一流企業のサラリーマン

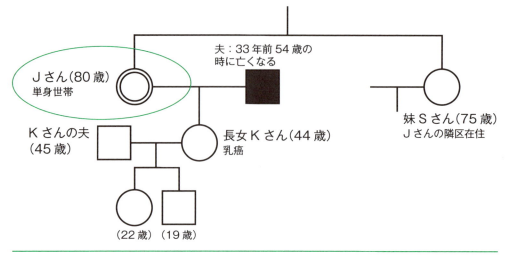

事例10　ジェノグラム

長女（22歳）：大学4年生

長男（19歳）：大学1年生

Jさんの妹Sさん（75歳）：Jさんの隣区に居住。日常的行き来はないが、必ず入退院時に付き添う。

▶Jさんの生活状況
- 収入：年金、Jさんの老齢年金と夫の遺族年金約100,000円／月、一定の預貯金あり
- 住居：公営住宅1階2DK、賃料19,000円／月

▶社会資源の利用状況

訪問看護週1回、訪問介護週2回、緊急通報システム

Jさんの生活歴／療養経過

- 明治生まれの厳格な陸軍将校の父親と母親との長女として生まれる。
- 父親は戦死。戦中戦後の混乱期、母親と妹との3人家族で暮らした。幼少期より、仕事に出ていた母親に代わって妹の面倒をみた。
- 母親が病弱だったため高校にも行かず、紡績工場で働いて一家を支えた。
- 31歳の時、工場の上司だった夫（当時38歳）と結婚。夫は先妻と離婚し再婚。
- 36歳の時に長女出産。
- Jさん47歳、長女11歳の時、夫が癌で死亡（54歳）。

- 夫死亡後、友人の紹介で病院の付き添い家政婦として働く。娘が社会人になった時、辞めようと思ったが職場に慰留され65歳まで続けた。
- 長女24歳で結婚して独立。以後Jさん（60歳）独居に。
- 76歳の時、C病院で虚血性心疾患の診断、外来定期通院。
- 78歳の時、心不全でC病院入院。退院後、訪問看護週1回、訪問介護週2回、訪問診療月1回導入。この入院以降、2年間に6回入退院を繰り返す。

〈最近の療養経過〉

- 1月 心不全でC病院入院。
  Jさん「スナック菓子を食べてお茶ばかり飲んでた」とのこと。どうやら発作的に一袋を一気に食べてしまうこともしばしばあった様子。
- 退院後、訪問看護師と訪問介護員に断りの連絡を自分で入れる。家族、ケアマネジャーに連絡なし。後日、家族、ケアマネジャーの説得でサービスは継続。
- 3月 救急でC病院再入院。
  ペースメーカー埋め込み手術のためB病院へ転院。術後C病院に戻る。
  C病院主治医より「いつ心不全を起こしてもおかしくない。同じことの繰り返しになるので、一人暮らしは無理。家族と暮らすか、療養病院への転院を」と言われる。娘夫婦はJさんを引き取る意向を示すが、Jさんの強い希望で自宅退院となる。歩行障害はないが、体力・筋力の低下が著しく、屋内での安静な生活に留まる。
  退院前連携会議（ケアマネジャー、訪問看護師も参加）の結果、訪問診療、訪問看護週1回の他、訪問介護を週2回から週3回へ、ケアマネジャーが週1回以上定期的に訪問することになる。長女Kさんは体調が思わしくなく訪問できないが、代わりに夫が仕事帰りに様子を見ることに。
- 5月 突然、ケアマネジャー、訪問看護師、訪問介護員に「落ち着かないので、もう来なくて良い」と電話が入る。サービスは継続。
- 5月 Jさん、介護保険の継続申請手続き、医療費の支払いなどについてケアマネジャーに「全部、あなたがやって」と電話で話す。
- 6月 Jさんより、ケアマネジャーに苦情の電話。「B病院の外来予約が取れない。もともとあなたがやってくれるんじゃなかったのか？」と興奮気味に怒りをぶつける。

※この間、長女夫婦が同居を盛んに進めるも、Jさんは一貫して拒否。

関係者の認識：連携・協働の課題

長女Kさん……Jさんを引き取って同居することを一番に考えているが、Kさん自身

の病状が思わしくないことに加え、Jさん自身が同意しないことから、本人の意向に沿って見守るしかないのではないかと考え始めている。C病院主治医に「一人暮らしは無理」と断言されてしまったので、どうして良いか考えあぐねている。

ケアマネジャー・介護福祉士（居宅介護支援事業所）……長女夫婦とは連絡がとれており、サービスのコーディネートもできているので、連携はうまくいっていると評価している。しかし、最近のJさんの様子に「専門職が振り回されている」と感じており、Jさんをしっかりさせるように働きかけることが課題と考えている。

病棟主治医（C病院）……スナック菓子を一気に食べるなど食生活の自己管理ができない、せっかく長女夫婦が同居の意向を示しているのに拒否する、といった状況から、Jさんに対して「病識のないわがままな患者」という印象を持っている。入退院の繰り返しには「もうつきあいきれない」と感じていることから、一人暮らしは無理と強く本人に言うしかない、と考えている。

ソーシャルワーカー（C病院）……入退院が頻繁であり、病状が不安定なことから、主治医の言うように一人暮らしは難しいのではないか、という印象を持っている。しかし、本人の希望に添うことも援助として重要と考えており、どのように方向付けて援助して良いか、自分なりの判断はできていない。ケアマネジャーと同様にJさんにしっかりしてもらうようにすることが当面の課題と考えている。

訪問診療主治医……親族、専門職など関係者が継続して見守ることがJさんにとって意味のあることであり、入退院を繰り返しながらでも、このまま自宅での生活を援助していく方針。さまざまな不安の訴えはあるが、基本的にJさんは在宅ケアを希望しており、家族にも一定の理解があることから、在宅ケアチームがどのように見守りの体制をつくるかが課題と考えている。精神的には、長女Kさんとの関わりを大切にすることが最重要課題であり、Kさんの病状が悪化することが最大の懸念材料と考えている。

訪問看護師……当初、入退院が頻繁なJさんを在宅で支えきれるか不安を感じていたが、訪問診療医と連携をとる中で、その考え方を理解し、入退院の繰り返しでも良いのではないか、と考えるようになった。病状の変化、精神的な不安の訴えに注意を払わなければならないと考えており、その点をケアマネジャー、訪問介護員に理解してもらうべく働きかけをしている。

訪問介護員（居宅サービス事業所）……入退院が著しいため、一貫した担当者がおら

ず、現在の担当者もJさんの経過を十分把握していない。

カンファレンス編：ディスカッション

カンファレンス1：患者・家族理解

Jさんはなぜ関係者を振り回すような言動をするのでしょうか。療養の経過から、Jさんの意識や心理を考察してみましょう。

> **考察の手がかり**
>
> Jさんの生活史から人物像を考えてみましょう。そのうえで、関係者を振り回すような言動の背景や理由を考えてみましょう。またスナック菓子を一気に食べるという行動は、Jさんのどのような心理を反映しているのでしょうか。考えてみましょう。

カンファレンス2：連携・協働の問題点

1. みなさんは、Jさんの今後の療養の方向性をどのように考えますか。グループで出し合ってみましょう。
2. この事例に登場する専門職は、退院前連携会議を開催するなど、相互に連絡はとれているようです。しかし、今後の方向性については微妙に立場が異なっています。関係者が共通に理解すべきことは何でしょうか？ 議論を通して検討してみましょう。

> **考察の手がかり**
>
> 病棟主治医の判断をどのように考えるか、訪問診療医の立場と比較して考えてみましょう。その点を明らかにすることができれば、共通理解の要素も見えてくるはずです。

カンファレンス3：今後の支援と連携・協働課題の整理

1. C病院病棟主治医に、在宅ケアチームの考えや患者理解を共有してもらうには、ど

うすれば良いでしょうか。

> **考察の手がかり**
> 病棟主治医には、主治医の立場での不安や懸念があるはずです。また在宅ケアや看取りについての知識や問題認識が不足していることも背景にあるかもしれません。"分からない人を説得する"のではなく、相手が自己の立場に固執している理由を考察することが協働の鍵となります。

2. 在宅で見守る際の留意点は、どんなことでしょうか。リストアップしてみましょう。またそのうえで、各専門職に周知しておかなければならないことはどのようなことでしょうか。具体的に考えてみましょう。

> **考察の手がかり**
> この事例では、病状の不安定さや入退院の繰り返しがありうることは、否定できません。そのような中でも、当事者にとって、もっとも避けたい事態、後になって後悔しそうなことはどんなことでしょうか。そこから考えてみましょう。

解 説 編

事例理解のポイント

(1) 生活史的理解
生活史から人を捉えることは、あらゆる対人援助の臨床場面において、重要な要素です。この事例では、ケアマネジャーや病棟スタッフは、現在の様子からJさんのことを、その時々で専門職に対して好き勝手にものを言う人と捉えているようです。しかし、生活史から見れば、少なくとも極端に自己中心的で自分勝手な人ではないことは理解できます。

(2) Jさんの行動の背景・理由
スナック菓子の一気食いは、Jさんの心理の象徴です。何らかの心理的な抑圧が原因で、行動の抑制が利かなくなっている、と考えることができます。同様の行動は、嗜癖問題を抱える人によく見られます。Jさんにはアディクション関連問題はありません

が、一定の状況下でのストレスや不安が人に及ぼす影響としては、そのメカニズムは同じです。Jさんの意識の底には、何らかの「不安」「恐怖」があるに違いありません。60歳以降、80歳まで一人暮らしを続けてきた方です。しかも近年は心不全で入退院を繰り返しています。

生活史から見て、しっかりとした意識を持って生きてきた人ですから、自身の「老い」や「終末」について意識がないはずがありません。それを関係者に向けて言葉にしないのは、この事例の場合、「死の恐怖・終末の不安」が簡単に語ることができないほど強いと考えるべきでしょう。

（3）終末のあり方からのケアマネジメント

Jさん自身は、不安を感じてはいますが、本人の生き方を貫徹できるよう援助できるかどうかが、焦点となります。一般にケアマネジメントというと治療の延長線上で考えがちですが、この事例は、広い意味でターミナルケアの事例と考えることができます。後期高齢者で病状が不安定なケースでは、望ましい終末のあり方からケアを組み立てることも重要です。Jさんは、どのようにケアしても、また転院して病院に長期入院していても、そう遠からずのうちに死を迎えることになるでしょう。本人もそれを意識しています。そのような時、どのような「終わり方」が本人にとって良いのか、本人の希望はどうか、家族の意向とそれは相容れるのか、その点からケアの方向を考える必要があります。

連携・協働の課題：事例から学ぶべきポイント／共通理解のポイント

（1）患者に関する共通理解の重要性

この事例の問題は、JさんのニーズやJさんの人間理解が十分ではなく、また関係者の間で不一致のまま、それぞれが連絡をとり合っているため、短期的なケアの課題については情報共有ができていますが、長期的なマネジメントの方向性が見通せていないことです。

在宅チームの判断と意向は、Jさんと家族に対する全体的な理解に基づいてなされていますので、一定の説得力と根拠を持っているのですが、その理解が入院先の病院スタッフと共有されていません。このような状況では、C病院に入院した後、他院へ回されてしまうこともあり得ます。

(2) 現象的（表面的）連携の限界

　この事例では、ケアマネジャーは連携がとれていると判断していました。確かに、退院前に在宅スタッフに来てもらい、連携会議を行うということ自体、先進的で丁寧な実践であるといえるでしょう。しかし、その連携が、一体どのような方向で、どのような目的や当事者の価値の形成に向かって編成されているのか、その本質的な意義を関係者が、共通に理解していることが緻密な連携・協働の鍵となります。

(3) C病院病棟主治医との共通理解の形成

　この医師のような立場をとる専門職は数多く見られます。地域を基盤として在宅での看取りに取り組む専門職からすれば、腹立たしく感じることもあるでしょう。しかし、これからの「地域包括ケア」の展開を考えた場合、少しでも時代に沿った新しいケアのあり方、終末のあり方を実践的に提起していくことが、専門職の社会的使命の一つです。私たちは、C病院の主治医のように、自分の考えに固執する専門職がいた場合には、その理由を考え、その理解のうえで協働を呼びかけていくことが重要となります。地域ケア／地域包括ケアのあり方や考え方を学ぶべく学習の機会に誘ったり情報提供することも有効でしょう。自分たちの問題意識を伝え、仲間をつくるべく、粘り強く意識的に声をかけていくことが求められます。

事例10と関連する他の巻の内容

- 【チーム・ビルディングの基礎と理論】（③p94）
- 【多職種連携・協働の基盤としての当事者の人間理解】（④p22）
- 【連携の輪をどう広げるか】（④p30）
- 【地域ケアでの連携教育・学習】（④p67）

事例 11 徘徊する母親に怒りを露わにする60代の息子

サブテーマ1（連携・協働実践とその課題）：患者・家族理解とその共有、地域専門機関との連携・協働
サブテーマ2（医療・福祉問題）：療家族問題とその影響、母子密着／共依存、児童／高齢者虐待問題、認知症介護問題、地域関係からの孤立、専門職の意識・能力による問題

事例編

問題状況

Cさん（81歳、女性）は、4年前にアルツハイマー病との診断を受け、長男Kさん（61歳）の介護を受け、二人で暮らしている。Cさんは最近徘徊するようになり、先日も隣町を徘徊しているところを発見され、通報を受けた地域包括支援センターの職員が自宅に送り届けた。その際Kさんは、体を震わせ大声でCさんを叱責し、怒りが収まらない様子であった。Kさんは「自分が看る」と介護サービスの利用を拒否しており、関係専門職はこの親子の様子に不安を感じている。

基本情報

▶ **事例の場**
都市近郊の市部住宅地区

▶ **クライエント**
Kさん（61歳、男性）
無職、結婚歴なし、両親との別居経験なし、55歳までサラリーマン。

▶ **家族構成**〈事例11　ジェノグラム〉
Cさん（81歳）：Kさんの母親、専業主婦、現在、要介護3
Cさんの夫Bさん：22年前に69歳で亡くなる。警察官として定年まで勤め、以後65歳頃までパート就労。

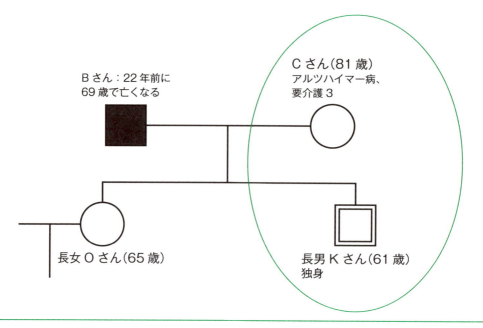

事例11　ジェノグラム

　長女Oさん（65歳）：他県在住、家族状況詳細不明。Kさんの話では、Cさんが認知症であることは知っているが、以前からCさんはKさんと折り合いが悪く、自らの意思で関わりを持っていないらしい。

▶生活状況
- 生活費：Bさんの遺族年金と退職金、Kさんの退職金と貯金で生活。経済的問題はない。
- 住居：一戸建て持ち家

▶社会資源の利用状況

　Kさんの意向により要介護認定は受けたが、介護サービスの利用なし。
外部からの介入は地域包括支援センターの定期訪問のみ。

▶生活歴

　Cさん、Kさん家族の生活歴詳細は不明。

▶Cさんの療養経過と生活状況
- 1年前まで家事及びKさんの身の回りの世話を、すべてCさんが担っていた。
- Kさんが定年になるまで、毎日お昼の弁当を作り続けた。
- 4年前、Cさん77歳の時、アルツハイマー病の診断を受ける。以後、しばらくはKさんとの意思の疎通も可能で、家事もこなしていた。そのため定期受診せず放置。

- 1年ほど前より家事ができなくなり、Kさんのことを夫Bさんと間違えるようになる。
- 心配したKさんが4年前とは別のH病院に連れて行き、同様の診断を受ける。この時H病院の相談室経由で介護保険を申請。重症度の高い認知症のケースとして地域包括支援センターが介入するようになり、以後2週間に1回の定期訪問開始。その後、要介護2の判定を受ける。
- 以後、KさんがCさんの介護と家事全般を担うようになる。それまでKさんは家事をやったことがなかったが、母親のやり方を参考にしながら、自分で覚えた。

〈現在のCさんの様子〉
- Kさんが自分の息子だと分からない。ADLは屋外歩行自立。
- 介護に対する抵抗もある。特に風呂を怖がり入ろうとしない。
- 時折、尿失禁があるが、便失禁はない。
- 頻繁ではないが、時折徘徊をするようになる。
- 徘徊時に出会った人に対して、「家で男に叩かれる。助けて…」と訴えることが、ここ数回続いている。

長男Kさんの生活歴、人物像

- 幼少期からおとなしい性格だった。
- 父親は戦中戦後の厳しい時代を生き、警察官を定年まで務めた人で、厳格で家長的な人だった。そのためか、長女Oさんに比べ、Kさんには特に厳しく、よく叩かれた。
- CさんはとりわけKさんのことを気にかけ、大学も就職先も母親の意向で決定したようなものだった。
- Kさんは、都内の大学の英文科を卒業。得意の英語を生かして貿易関係の会社に就職。55歳の定年まで勤務。
- 定年後は、自宅でできる翻訳のアルバイトなどをしていたが、4年前の母親の認知症発症を機にすべて仕事を辞めた。

〈最近の生活と介護の状況〉

Kさんの話では
- 母親がつまずいて転ばないように「家の中は常に整理するようにしている」
- 「掃除も毎日している」
- 「毎朝5時に起きて、（母親のために）朝食を作っている」

- 家事や料理は、母親の介護をするようになってから「母のやり方を真似て、自分で覚えた」
- 「近所にご迷惑をかけてはいけないので、ゴミの分別もしっかりやっている」
- （最近は）母親が入浴を拒否するようになったため「母が入らないのに、自分だけ入るわけにいかない」と感じ、自分も入浴していない（清拭や水浴びで済ませている）。
- 食事も「母親と同じものを食べるようにしている」
- Ｋさんが、大変に感じていることは、「（母が作っていたように）一生懸命、食事を作っているが、喜んで食べてもらえない」こと。

〈Ｋさんの人物的特徴〉
- 人見知りで対人関係が苦手。友人はいるが、多くない。
- サラリーマン時代、周囲から"真面目"と言われた。
- 身なりはいつもきちんとしている。
- 地域包括支援センター介入後、制度的な手続きについて、事細かに相談が寄せられる。にもかかわらず、介護サービスの利用は拒否する。

関係者の認識：連携・協働の課題

ソーシャルワーカー（地域包括支援センター）……最近、Ｃさんが徘徊した際に、「家で男に叩かれる。助けて…」と訴えていることについては、認知症による影響はあるが、少なくともＣさんが恐怖を感じるような介護状況があった可能性もあると慎重に捉えている。ただし、基本的に長男Ｋさんは、"母親思いの真面目で熱心な介護者"と思われるので、仮にＣさんが訴えているようなことが家庭内であったとしても、それはＫさんの介護負担が重いためであり、介護負担が軽減されれば事態は改善されるはず、と考えている。

Ｋさんがにさんを怒ることについても、「他人に迷惑をかけてはいけない」というＫさんの"真面目"さの現れであり、これも介護負担の軽減によって、回避できると考えている。そのため、今後の援助は、まずは、介護負担の軽減が最重要課題であり、近日中に、Ｋさんにショートステイや施設ケアの利用を勧めようと考えている。

カンファレンス編：ディスカッション

カンファレンス1：患者・家族理解

1. なぜKさんは、徘徊するCさんを怒るのでしょうか。地域包括支援センターのソーシャルワーカーは、「介護負担が虐待の直接的引き金である」と考えています。この認識は一般的なものですが、これ以外に、虐待が発生するメカニズムはないでしょうか。このソーシャルワーカーの理解をやや批判的に検証することを通して、虐待のメカニズムを考えてみましょう。

考察の手がかり

「怒り」という感情は、「不安」「恐怖」の防衛反応として現れるのが通例です。では、Kさんは一体、何に対して、もしくはどのような事態の発生に「不安」や「恐怖」を感じているのでしょうか。Kさんは、何かを怖がっていると考えて、議論してみましょう。

2. なぜ長女Oさんは、関わっていないのでしょうか。Cさんの認知症は症状が重く、関係親族の協力は不可欠であると思われます。なぜこのような事態になっても、長女Oさんは関わろうとしないのでしょうか。考えてみましょう。

考察の手がかり

「以前よりCさんKさんと折り合いが悪い」との情報がありますが、なぜ折り合いが悪いのでしょうか。CさんとKさんの二者関係の構図との関わりで考えてみましょう。

深刻な状況であるにもかかわらず、それほどの関係のすれ違いが、重くOさんにのしかかっているといえそうです。一体、どのようなことがあったのでしょうか。その洞察がOさんの立場を理解することにつながります。

カンファレンス2：連携・協働の問題点

このケースには現在、地域包括支援センター以外の保健・医療・福祉専門機関が関わっていません。そのことによる問題はどのようなことでしょうか。その検討を通し

て、連携・協働の必要性を考えてみましょう。

考察の手がかり

高齢者虐待防止法と地域の対応システムについて学習しておきましょう。地域における連携・協働の必要性と意義を確認する手がかりとなるでしょう。

カンファレンス3：今後の支援と連携・協働課題の整理

1. 今後、このケースにどのようなアプローチが求められるでしょうか？ 議論を通して考えてみましょう。

考察の手がかり

この事例のように、閉塞的な二者関係に援助的な加入をすることは、実践として非常に難しいものです。しかし、少子高齢化著しい日本の今後を考えた場合、地域では、このような事例は必ず見られます。あなたなら、一体、この事例にどう向き合いますか。正解にたどり着かなくても構いません。率直に案を出し合ってみましょう。そのことが、他職種との連携・協働の基盤となるはずです。

2. 今後、このケースにおいて、予想される最悪の事態は、どのようなことでしょうか。親子の相互依存関係やKさんの人間的特性から、考えてみましょう。

考察の手がかり

最大リスクの回避は、深刻な問題を抱えるケースへの援助の基本視点です。虐待が疑われる事例では、暴力が愛着欲求や防衛意識に裏付けされた行為であることの理解が必要です。

しかし、不可抗力的な事態はどのケースでもありうることです。「○○のつもりはなかったけど××になってしまった」というような想定される事態はどのようなことでしょうか。考えてみましょう。

3. 今後、この事例に関わる可能性のある地域の関係専門機関をリストアップしましょう。そして、それぞれの機関にどのような関わりが可能か、考えてみましょう。

考察の手がかり

この考察が、今後の地域レベルでのネットワーク形成の基礎となります。事例の具体的な状況から、地域の専門職ネットワークのイメージを考えてみましょう。

解 説 編

■ 事例理解のポイント

(1) 親子関係を見極める

　この事例は、一見「認知症を患う母親を熱心に介護する息子」という前向きな家族介護事例のように見えるかもしれません。しかし、他者が介入できないほどの母子密着の強さがこの事例の特徴です。自らの心身の安定をも損ないかねないほど根深い関係が見られます。愛着欲求が強く、母親との一体感を求める息子と、認知症によって息子が求めるような母親の役割を果たせなくなり自分自身の症状に苦しむ一人の高齢女性との間の相互依存関係の中の対立であり、自律的な相互支援関係ではありません。このような関係の構図は、夫婦間にもよく見られるものです。

　したがって、地域包括支援センターのソーシャルワーカーによるアセスメントは現象的であり、単純な一般論です。このような強固な母子密着ケースは、事件・事故や在宅ケアの破綻などの問題が発生しやすいハイリスクケースであるのが通例です。

　アセスメントのポイントは、それぞれの「人格的独立性」、「生活の自律性」です。判断をパートナーに依存していないか、パートナーに過剰に干渉せず、逆に干渉されず自分で自分のことを決められるか。その程度が見極めのポイントとなります。当事者のパーソナリティや関係に病理性や異常性があるかはケースによります。この親子の場合、病理や異常といえるほどではありませんが、Kさんの「入浴しない」という言葉は、一般成人男性としてはやや幼児的な反応といえるでしょう。この点は親子関係とKさんの気質を理解する特徴的なエピソードです。

(2) 長女Oさんが関わっていない理由

　母親が要介護状態であるのに、関わろうとしないほどに関係が拗れています。つまりそれほどOさんの意識には、根深い「辛さ」があると考えなければなりません。

　KさんとCさんの母子密着を前提とした場合、あくまでも可能性として、Oさんに対してはCさんは、「夫や息子との関わりを優先し、愛着を十分向けなかった」「物心つい

た頃から、自分の子分のように使われ、母親業の代わりをさせられ、愛着欲求が満たされなかった」恨みや感情的対立がある、といった背景が考えられます。今後、仮にOさんに働きかけをする場合、非常に極端な例では、「母親が息子に意識を向ける中、父から性的虐待を受けた」というようなエピソードも、一つの可能性として視野に入れておく位の慎重さがあってよいでしょう。

連携・協働の課題：事例から学ぶべきポイント／共通理解のポイント

(1) 連携・協働の困難と必要性

この事例は、閉塞的な二者関係により、支援者が関係の外から介入しにくく、また専門職のネットワークが広がりにくい構造を持っています。このことが最大の問題点です。個別臨床的にも、どうして良いか分からないのが通例のはずです。逆にその点に、連携と協働の必要性があります。

(2) アプローチの原則

しかし、放っておくと、このようなケースは、どんどん破滅的な関係に向かっていきます。狭い人間関係の中で物事が思考されているため、自分たちの状況に客観的な認識を得る機会に乏しく、また依存関係はお互いがお互いを必要としているので、外からの他者の介入を怖がります。したがって施設利用を勧めることは、二者関係に距離を置く提案ですから、おそらく当事者は受け入れないでしょう。ただし、施設利用は二者の堅い関係に楔を打ち込む役割を果たしますので、自己を客観的に見つめる機会にもなります。もし当事者が受け入れてくれるようだったら、そこは外してはいけない有効な援助のポイントです。いずれにせよ、関わりを拒絶されないような慎重なアプローチが求められます。

(3) 危機介入の準備

この事例では、最悪の可能性として、Kさんによる直接的な暴力による傷害もあり得ます。そのような事件が発生した場合を想定して、必要な関係機関に連絡し、緊急時に動員できるだけの事前の問題意識の共有を図っておく必要があります。この作業は、今現在関わってはいない専門機関に働きかけることになります。いざとなったら関わってもらえるように、事前にケースの問題性を伝え、自分たちの問題意識を理解してもらう働きかけが必要です。そして緊急時の協力が得られるように、具体的なリスクを想定した打ち合わせを行い、体制を水面下で構築しておくことが求められます。そのような意

味で、地域によって力量や実効性は差がありますが、公的システムとして確立されている虐待防止ネットワークへつなぐのも一つの方法です。

事例11と関連する他の巻の内容

- 【介護困難】（①p5）
- 【患者と家族のマネジメント】（③p125）
- 【多職種連携・協働の基盤としての当事者の人間理解】（④p22）
- 【地域ケアでの連携教育・学習】（④p67）

事例 12 理解力に不安のある高齢夫婦

サブテーマ1（連携・協働実践とその課題）：患者・家族理解とその共有、患者・家族との合意形成、患者・家族との協働、地域専門機関との連携・協働

サブテーマ2（医療・福祉問題）：療養条件の確保と援助、母子密着／共依存、児童／高齢者の虐待問題、認知症介護問題、老老介護、地域関係からの孤立

事例編

問題状況

Lさん（70歳、女性）は、糖尿病、糖尿病性腎症などの病気を抱えながら、再婚の夫Bさん（60歳）と二人暮らしをしている。ある時、Lさんは症状を悪化させ入院した。Bさんは、もはや面倒を見ることができないと主張する。病棟・在宅のスタッフも、Bさんによる介護には不安を感じていた。しかし、結局Lさんの意向に押し切られ、Bさんは渋々自宅退院を承諾するが、十分なケアを行えず、Lさんの症状は悪化の一途を辿ることになる。にもかかわらず、LさんとBさんは、在宅での生活は何とかやれているという。関係スタッフは、Lさん夫婦の理解力や判断力、生活感覚に疑問を感じている。

基本情報

▶事例の場
　政令指定都市、高齢化著しい下町地区
▶クライエント
　Lさん（70歳、女性）
▶病名（入院時の診断）
　脳梗塞、左片麻痺、要介護2、糖尿病（インスリン1日2回）、尿路感染症、仙骨部褥瘡、糖尿病性腎症、糖尿病性網膜症、糖尿病性神経障害、誤嚥性肺炎

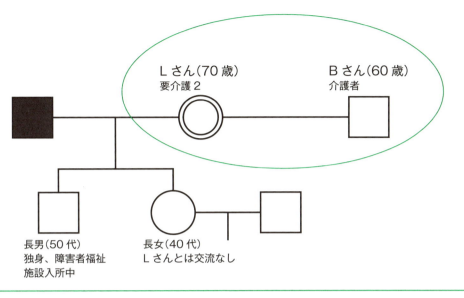

事例12　ジェノグラム

▶ **家族構成**〈事例12　ジェノグラム〉

夫Bさん（60歳）：東京都出身

- Lさんは再婚、Bさんは初婚。
- 玩具部品の零細工場を経営（現在も細々と営んでいる）。
- LさんとBさんの間には子どもはなし。Lさんと前夫との間の子どもが二人。
- Lさんの長男（50代）：独身、障害者福祉施設に入所中。
- Lさんの長女（40代）：他県在住、Lさんとはほとんど交流がない。長女の世帯は夫、夫の母との3人暮らし。子どもは二人（長男・次男）いるが成人して独立。

▶ **生活状況**

- 収入：Lさんの年金、Bさんの工場の収入（金額不明）
- 住居：Bさんの持ち家、平屋一戸建て

▶ **社会資源の利用状況**

訪問診療月1回、訪問看護週1回、訪問介護週2回、デイサービス週1回
住宅改修（トイレと廊下に手すりを取り付け）

療養経過

- 1月　Y病院に救急入院

15年前の脳梗塞で軽い左片麻痺があるが、2か月ほど前まではADLほぼ自立。1月に入り、食べられなくなり衰弱。呼びかけに反応しなくなったため、Bさんが救急車を呼んだ。

上記診断…ADL：寝返り自立、起き上がり介助、尿意なし、血糖値600mg/dL台。Bさん、要介護状態での自宅退院を拒否。

- 2月 Lさん全身状態、歩行レベル共にアップ。褥瘡もほぼ完治。
ADL：寝返り・起き上がり、座位保持自立、介助歩行レベル、食事動作自立。
インスリン注射1日2回（介助）。
Lさん「早く家に帰りたい。身の回りのことは夫がやってくれる」

- 2月 Bさんが押し切られ、Lさんの意向通り自宅退院の方向になる。

- 3月 カンファレンス
看護師「夫にインスリン注射を教えているが、目盛りが見えないうえに、手技も不十分。やる気がないのか、飲み込みが悪いのか、覚えきらない」
栄養士「夫は、栄養管理や健康についての意識が薄いように感じる。説明が飲み込めているのか不安。調理についてもやれるやれるの一点張り」

- 3月 自宅退院
訪問診療月1回、訪問看護週1回、訪問介護週2回、デイサービス週1回　※Bさんは訪問介護の利用に拒否的だったが、見守り役がいないため説得し導入。
住宅改修（トイレと廊下に手すりを取り付け）

- 6月 訪問看護
血糖値400mg/dL台、Bさんは食事を作らず、スーパーのお総菜。
退院直後はデイサービスを利用していたが、Lさん本人が「こんな朝早くから迎えにこられても」と断るようになる。

- 6月 Lさん夫婦に関する担当者会議
参加者：訪問看護師、居宅介護（ケアマネジャー）、訪問介護、デイサービス
訪問看護師より「在宅が無理なケースではないか。娘と連絡をとり、フォローを依頼してはどうか。それが期待できないのならば療養型病院への入院を勧めるべき」

- 7月 ケアマネジャー訪問面接
Bさん「何とかやれている。このままで（在宅で過ごして）いきたい。お金がかかるので、（療養型病院に）預けたくない」（娘さんについては）「Lとの関係は分からないが、自分とは縁もゆかりないので…」
Bさんとの面接後、Lさんと面接、Bさん同席。
Lさん「何とかやれている。夫がやってくれるから大丈夫」

ケアマネジャー「血糖値のコントロールはできていないし、介護も手が届いていないところが多々見られる。私たちのアドバイスを受け入れてもらえない状況が続けば、責任を持ってフォローすることはできない」
BさんとLさん「…（無言）」
- 8月 転倒しY病院に入院
前日、トイレに行く途中に転倒し、おむつがぬれたまま尿漏れした布団に寝ているのを訪問看護師が発見し入院となる。
血糖コントロール不良、600mg/dL台を超えることがある。
退院時、病棟内歩行器歩行、自宅では手すりを伝ってトイレまで歩いていたが、今回、転倒を契機に、失禁状態。
- 9月 Y病院主治医がBさん、Lさんと面接
主治医「転倒も影響しているが、家にて動けなくなり食べられずインスリンを打てず、というようなことが入院に至った理由。今は、食べられてきて、リハビリテーションも始めた。今後については、療養型病院に転院することをお勧めする」
- Bさん「Y病院にお世話になっていきたい。慣れているから」
- Lさん「ここ（Y病院）において欲しい。無理なら家に帰りたい」

関係者の認識：連携・協働の課題

Lさんの主治医（Y病院）……在宅ケアの継続は危険であり、疾患から見て、療養型病院に転院するのが最良の選択肢と考えている。しかし、当事者の意向を無視して無理矢理転院させるわけにもいかず、しばらく（入退院で）つきあうしかない、という見通しを持っている。

病棟看護師（Y病院）……いろいろ問題はあるが、「寄り添って生きてきた夫婦が在宅を希望しているのだから、できるだけの体制を整えて在宅ケアを継続すべき」と考える看護師と、「食事、入浴、インスリン注射など必要なケアがなされる見通しがなければ、夫婦の不安も大きくなるはずで（療養型への）転院の方が妥当」と考える看護師とに立場が分かれている。

理学療法士（Y病院）……入院中にリハビリテーションをして良くなり、在宅で寝たきりになってまた入院という経過を繰り返しているため、やりきれない思いを抱いている。

ソーシャルワーカー（Y病院）……在宅ケアのマネジメントについては、ケアマネジャーに任せているので、Lさんについては、入院時の退院先調整が役割と考えている。療養型病院についてはBさんに紹介済み。後はBさんとLさん次第との判断をしている。

ケアマネジャー（居宅介護支援事業所）……Lさん夫婦は、経済的保障、コミュニケーションや判断力、生活管理など、生きていくうえで大きな課題を背負っており、どこで療養しようと、今後は厳しいものがあると考えている。そして、どこから援助の手を付けて良いのか、考えあぐねている。

訪問看護師……「Lさんは指示が守れない」「夫との意思の疎通も図りづらい」と感じており、在宅の支援は限界で、遠方の娘がキーパーソンになれないのならば、療養型病院に入院すべきと考えている。

訪問介護員（居宅サービス事業所）……もっと良い支援をしたいと考えているが、家の中は乱雑、訪問介護員が訪問しても、「今日は（入らなくて）いい」と断ってくる時もあり、対応に苦慮している。

カンファレンス編：ディスカッション

カンファレンス1：患者・家族理解

なぜ、LさんとBさんは、十分な介護がなされていないにもかかわらず、在宅ケアを希望し続けるのでしょうか。その理由や背景を考えてみましょう。

考察の手がかり

経済的問題やLさんとBさんの理解力の問題なども背景にあるかもしれません。しかし、これだけ療養がきちんとできていなければ、もう少し、生活や健康の管理ができていないことを自覚しても良さそうです。LさんとBさんは現状の生活を問題と思っていないのでしょうか。考えてみましょう。

カンファレンス2：連携・協働の問題点

　Y病院の病棟チーム、在宅チームともに、認識が一致しないまま、仕事が進んでいます。それぞれのチームにおいて、連携・協働するうえで、どのような点が問題でしょうか。また病棟と在宅の連携は、この事例の展開で問題なかったでしょうか。議論を通して検証してみましょう。

考察の手がかり

　それぞれ見解は異なりますが、いずれの専門職も、ある事柄に関してだけ問題意識が集中しています。一体どのようなことでしょうか。また専門職の議論がその一点に集中することは、なぜ問題なのでしょうか。考えてみましょう。

カンファレンス3：今後の支援と連携・協働課題の整理

1. 今後、このケースに起こりうる事態はどんなことでしょうか。リストアップしてみましょう。またそれは、LさんとBさんにとってどのように受け止められるでしょうか。議論を通して、考えてみましょう。

考察の手がかり

　おそらく、専門職の心配と当事者の心配は異なっているはずです。まずそのズレの存在を確認しましょう。そのうえで、どのような意識や価値観の違いなのか考えてみると良いでしょう。

2. 在宅と病棟ともに、今後、LさんとBさんに対して求められる援助は、どのようなものでしょうか。連携・協働の課題をグループで出し合い確認しましょう。

考察の手がかり

　病棟・在宅ともに専門職チームは、LさんとBさんの言動の背景や理由を十分掴みきれていません。また、1のズレを前提とした場合に、それをどのように修正していけば良いか、その道筋も不明です。このような時、あなたならどうしますか。誰の力を借りようと考えますか。話し合ってみましょう。

解 説 編

事例理解のポイント

(1) 貧困の文化

　おそらくこの事例ではLさんとBさんも今後については、八方ふさがりの状態であると考えられます。Bさんの「大丈夫」は、ある意味強がりであり、厳しい現実を見たくないという現実逃避といえるでしょう。

　そもそもこの夫婦は、元来、平均的水準のきちんとした生活をイメージしていないと思われます。外からみれば問題だらけでも、彼らからすれば、生活と関係を大きく変えなければならないような事態には感じていないのでしょう。このような、長い時間をかけて形成された習慣や考え方は、簡単に変容できるものではありません。また一概に「誤り」ともいえません。したがって、専門職ができていないことばかりを並べ立てて説明しても、当事者は「うるさい」と感じることでしょう。

(2) 閉塞的な二者関係とストレングス視点

　他の事例でもありましたが、年の差の離れた、不思議な関係のご夫婦です。もともと両者に対人依存はあったでしょうが、夫婦の関係に楔を打たなければならない状況ではないように思われます。専門職は、在宅が可能か否かばかりに関心を寄せて、Bさんの能力ばかりを問題視していますが、LさんにとってはBさんがいなければ、これまでの生活・人生はなかったかもしれません。Bさんがいなければ、もっとひどい生活になっていたかもしれません。この事例では、Bさんが力になっている面へも着目する視点も必要です。

(3) 危機介入のポイント

　LさんとBさんは、辛い現実があるからこそ、安心できる二者関係に埋没していく構造でつながっています。理解力の問題もあるでしょうが、当面は、当事者の状況に応じた支援をするしかありません。そして、生活と心身の危機に際して、有効な介入ができるように準備しておくことが必要です。

　そのような意味で、事例編の最期の入院は危機介入の絶好のポイントです。在宅ではなく、Y病院への入院を希望していることからも、ある意味で、困難な現実を認識したことの表明です。今後について、率直な相談をするチャンスと考え、生活に必要な経済

的保障の確保も含め、根本的な課題を当事者の立場から話し合っていくことが求められます。

連携・協働の課題：事例から学ぶべきポイント／共通理解のポイント

(1) 専門職の問題意識の矛先

この事例で専門職は、在宅ができるかできないか、そこにばかり問題意識が集中し、この夫婦の抱える今後への不安の全体を捉えきれていません。経済的な面にも不安があるはずですし、夫婦のどちらかに一緒に生活できなくなるほどの重病が発生すれば、この夫婦は人生の支えを失うことになります。また、仮にどちらかが死亡した後に葬儀は出せるのか、さまざまな手続きはできるのか、Bさんが残された場合、彼はこれからはどうやって生きていくのかなど、ケアマネジャーが考えるように不安は尽きません。

(2) 当事者との協働

Bさんの理解力やコミュニケーション能力にもよりますが、Lさんの介護の問題から離れ、Bさんの生の困難、夫婦の生の困難を聞く必要があります。そこに当事者との協働の必要性が生まれます。この接近には傾聴面接の技術が必要となります。チームで話し合い、どこかで誰かが、きちんとこの夫婦と信頼関係を築き、専門職に未だ語っていない困難をきちんと聞き取る必要があります。そのうえで、表明されたニーズだけでなく、この夫婦が抱える困難全体を見据えた、チームビルディングをしていかなければなりません。

(3) 仲間の支援

訪問介護員のように日常的に接している職種が対応に苦慮している状況が見えますが、在宅、病院の他職種からのアドバイスや支援を受けていないようです。ここにも連携・協働の課題が見えます。

事例12と関連する他の巻の内容

- 【介護困難】（①p5）
- 【援助専門職が当事者の意思決定を妨げる】（①p39）
- 【当事者の意思決定を支える支援】（①p40）
- 【多職種連携・協働の基盤としての当事者の人間理解】（④p22）
- 【地域ケアでの連携教育・学習】（④p67）

第3章

連携・協働に困難を抱える専門職の事例

事例 13 コメディカルの意見に耳を傾けない医師

サブテーマ1（連携・協働実践とその課題）：意見の異なるスタッフとの相互理解、自分の問題意識を他のスタッフに伝える、病院等組織内カンファレンスの運営
サブテーマ2（医療・福祉問題）：家族問題とその影響、ターミナルケア、専門職の意識・能力による問題

事 例 編

問題状況／連携困難な状況

Mさんは、後期研修を終えて3年目の内科医である。後期研修時からP病院に勤務して6年目になる。後期研修終了後も、地域医療の現場で働くことを選択した。勉強熱心で、特に高齢非癌患者のターミナルケアに、強い関心を持っている。医局では期待の若手である。真面目で律儀な性格であり、診断書などの書類作成の遅れも少ない。

しかし一方でMさんは、おとなしい性格で口数が少なく、看護師をはじめコメディカルスタッフに十分な説明をしないことが多い。またカンファレンスにおいても、自身の治療方針の説明のみで、他のスタッフの意見を聞こうとしない。そのため、コメディカルスタッフの評判はあまり良くない。

先日も、仮性球麻痺の重い認知症高齢患者について、Mさんは胃ろうを造設しない方針をスタッフに伝えた。しかし、看護師がその理由を尋ねたところ、「医師の治療方針に看護師が口を挟むべきではない」と一蹴されてしまった。

患者は、家族による在宅介護の可能性はなく、今後も療養型病院に転院し長期間の入院となる方向であるが、胃ろうならばまだ転院先の確保はできるが、中心静脈カテーテル（CVC：Central Venous Catheter）患者となると一層、転院先の確保は困難になる。P病院では、療養型病院や老人保健施設、特別養護老人ホームなどは、CVC患者は受け入れてもらえないことが多いため、適応のある患者については、胃ろうを造設し転院させることが、ほぼ通例となっていた。また認知症のある患者についても、家族の同意により導入していた。

看護師やソーシャルワーカーは、従来通り、胃ろう造設のうえ、転院先を確保すべ

きと主張したが、Mさんは一貫して「主治医の治療方針である」として主張を曲げず、話し合いは平行線をたどった。その結果、この患者の転院先がなかなか見つからず、入院が長期化してしまった。Mさんが担当となってから、この病棟では同様のケースが数回見られようになり、看護師もソーシャルワーカーも医師個人の判断による急な方針変更と捉え、Mさんとの連携に困難を感じている。

基本情報

▶ 事例の場
　地方都市の2次救急病院P病院（基幹型臨床研修病院）
　内科／リハビリテーション病棟

▶ 事例の主人公
　Mさん、医師、33歳、男性、後期研修終了後3年目、P病院勤務

▶ 病院と地域の特性
- P病院の状況：病床数400、平均在院日数約14日、郊外の地方小都市の民間中核病院。急性期リハビリテーションの体制はあるが、言語聴覚士の配置はない。
- 地域特性：高齢化が著しく、近年、人口減少が顕著になってきている。
- 周辺の医療施設：比較的病院病床が少ない地域にあり、療養型病院・老人保健施設などの介護療養病床は非常に少ない。
- 地域の在宅ケアの水準：民間介護保険事業者は都市部に比べ少なく、在宅介護は家族の介護力に大きく依存しなければ実施できない。

ディスカッションの課題

1. Mさんがこだわる理由を考察してみましょう。

> **考察の手がかり**
> 　看護師やソーシャルワーカーには、Mさんは連携のとれない「困った医師」と映っていることでしょう。このように捉えると、相手を「どう連携がとれるように変えることができるのか」がテーマとなってしまいがちです。しかし、「なぜ」と渦中の人物の言動の背景を探ることによって、どのように連携をとれば良いのか、そ

の方向が見えてくるものです。Mさんの背景を考えてみましょう。

2. どのように働きかけていけば良いか、考察してみましょう。

> **考察の手がかり**
>
> 課題1の議論のうえで、働きかけの基本的な方向性やあり方を検討してみましょう。

補足：胃ろうを巡る関係者の議論の動向や介護療養施設の受け入れの社会的な現状について調べ学習しておきましょう。

- 組織内部のチーム連携は、職場の人間関係の問題に矮小化されやすい側面があります。そうならないためにも、私たちが直面している課題について、社会的な背景を含めて正しい理解をしておくことが重要です。

解説：事例理解のポイント

考えられるMさんの言動の背景には、いくつかの可能性が考えられます。例えば、宗教や生活体験などを背景として、固有の考え方や価値観がある場合、明らかな医学的な誤解がある場合、長期療養施設の問題などケアを巡る社会的な問題についての理解の不足、などが考えられます。

しかし、少なくとも医局の期待を集めるような人物ですから、判断には根拠や、その人なりの価値観や考え方があるはずです。本来、Mさん自身からスタッフに対しても丁寧に説明がなされるべきところではありますが、一方で、説明がなくとも、コメディカルスタッフも相互対話を通して、医師の考え方や価値観を理解する必要もあります。説明がないからといって、不満を持ちながら、医師の指示に従って業務に当たることは、組織として、決して良いとは言えません。排他的に対立するのではなく、対話を通して、相互理解と関係をより高いレベルに昇華させていくことが求められます。

ルーティンで行われている日常業務の中にも、改善／改革の余地があり、見直していかなければならないことは沢山あるはずです。コメディカルスタッフから見れば困った医師ですが、Mさんとの関わりを契機として、コメディカルスタッフは社会的な文脈で現場の医療のあり方を見直すことも必要でしょう。

この医師の問題は、自らの問題意識を、組織の中で説明し理解を得、仲間を増やして

いく努力に乏しいことです。そこは医師の権限で突破できるものではありません。結果、Mさんはスタッフに理解されずに孤独な奮闘に力を尽くすことになってしまいます。現場の医療は、経営的な制約や組織体制の脆弱さなど、必ずしも理想の医療ができず、思うようにいかないことはあります。しかし、事態を少しずつ動かしていくには、理解者を得ることも重要です。これは医師だけに言えることではありません。すべてのスタッフが負っている組織人としての使命であり、健全な組織運営にとって必要不可欠な要素です。

事例13と関連する他の巻の内容

- 【支配と依存】（①p23）
- 【権限と権威】（①p30）
- 【IPC（IPW）におけるチームの阻害要因】（③p40）
- 【チーム・ビルディングの基礎と理論】（③p94）
- 【連携の輪をどう広げるか】（④p30）
- 【事例検討会を企画・運営する】（④p39）

事例 14 アディクション患者を極端に嫌う理学療法士

サブテーマ1(連携・協働実践とその課題)：意見の異なるスタッフとの相互理解、不安なスタッフを支える、患者・家族との協働
サブテーマ2(医療・福祉問題)：家族問題とその影響、アルコール等依存症関連医療問題、専門職の意識・能力による問題

事 例 編

問題状況／連携困難な状況

Nさんは、S病院に勤務して15年目を迎える理学療法士である。地方の専門学校を卒業してから上京し、S病院に就職した。Nさんは、患者の訓練には非常に熱心で、他の療法士から見れば定時に上がれる時でも、病棟に残って、時間外で患者に声をかけたり、訓練メニューの検討をしたりしている。しかしNさんは残業代を請求することはない。同僚からは、「真面目で熱心」と評する人がいる反面、「協調性がなく独りよがり」「感情的になりやすいため一緒に仕事をしていて気を使う」「患者さんの好き嫌いが激しい」などの声も聞かれる。

特に、Nさんが勤務するリハビリテーション／内科病棟は、脳卒中のリハビリテーション患者の他に糖尿病の運動療法の処方が出ている患者も多い。また、その中には病院を取り巻く地域性もあり、アルコール依存症などのアディクション関連問題を抱える患者もしばしば見られる。先日も、糖尿病の運動療法に取り組んでいる軽度アルコール依存症の40代の男性患者Aさんとの間で次のようなトラブルがあった。

Aさんは、入院後、喫煙室に入り浸り、毎日相当数のたばこを吸っている。そのため、訓練の時刻になっても訓練室に現れないことが何度かあった。そのような状況に怒りを募らせたNさんは、「Aさんは訓練する気があるんですか？」と問い詰め、たばことライターを一方的に取り上げて捨ててしまった。また、Aさんは厳しい食生活管理が求められるにもかかわらず外出時に飲食をし、Aさん本人は否定しているが、少量の飲酒もした様子で帰院してきた。そのことを看護師から聞いたNさん

は、訓練に来たAさんを、他の患者の前で叱りつける場面も見られた。
しかしNさんは、問題行動のない、医療者の指示をきちんと守るタイプの患者には非常に丁寧で優しく接するため、高齢患者を中心として、このような患者からの評判はすこぶる良い。Nさんは、特にAさんのような「病識がない」と思われるような患者に厳しく、他のスタッフから見るとやりすぎではないかと思われるような対応が数多く見られる。患者から苦情が寄せられることもある。他のスタッフとは対応に大きな違いがあるため、担当課長もNさんに注意を促したいところではあるが、熱心な業務態度もあり、対応に苦慮している。

基本情報

▶事例の場
　都市部の一般病院S病院　リハビリテーション／内科病棟
▶事例の主人公
　Nさん、理学療法士、36歳、女性
▶病院と地域の特性
- S病院の状況：病床数80、平均在院日数約30日、社会的入院の高齢者が多く入院する。都市部の簡易宿泊街の門前にある小規模病院。地域特性から、アディクション問題を抱えた患者が多い。院内全面禁煙にはなっていない。またAさんのような患者には、都市部の他の医療機関とは異なり、苦言を呈しつつも、突き放すことなく向き合い続けることを基本としている。
- 地域特性：高齢化が著しく、近年、人口減少が顕著になってきている。低所得層が集住する簡易宿泊街があり、生活保護受給者が多く居住する。

ディスカッションの課題

1. NさんがAさんのような患者に怒りを露わにする理由を考察してみましょう。

 考察の手がかり

　同僚からは、Nさんは「独りよがり」の「扱いにくい」ベテランと映っていることでしょう。このように捉えると、相手を「どう連携がとれるように変えることが

できるのか」がテーマとなってしまいがちです。しかし、「なぜ」と渦中の人物の言動の背景を探ることによって、どのように連携をとれば良いのか、その方向が見えてくるものです。Ｎさんの行動の理由や背景を考えてみましょう。

2．Ｎさんに今後どのように働きかけていけば良いか、考察してみましょう。

考察の手がかり

課題1の議論のうえで、働きかけの基本的な方向性やあり方を検討してみましょう。

補足：簡易宿泊街など都市部における低所得層が集住する地域の地域医療について学習を深めておきましょう。
- 組織内部のチーム連携は、職場の人間関係の問題に矮小化されやすい側面があります。そうならないためにも、私たちが直面している課題について、社会的な背景を含めて正しい理解をしておくことが重要です。

解説：事例理解のポイント

Ｎさんの対応は、患者が「病識のない」行動をとったとしても、人間としての尊厳を損なうものであり、明らかに対人援助の専門職としての倫理を逸脱する行為です。

広義の援助専門職を志す人の中には、ことの強弱はあっても自らの家庭環境など生い立ちから来る自己体験が契機となっている人々が見られます。これはこれでとても重要なことであり、大切にすべきことです。しかし、落とし穴があります。援助専門職として、自己の体験を整理できていない状況では、往々にして、援助者が自己の立場を相手に同化させたり、転嫁させたりして、援助に名を借りた「押しつけ」や「強要」、時には「差別」を無意識のうちに行っていることがあるのです。自己の体験をしっかり受け止め、大切にしながらも、援助にあたっては、その「自己」を保留して、専門職として仕事ができるようになるのは、かなり高度なレベルです。これは、心理的な影響が強烈であるほど、そのハードルは高くなります。高いハードルに直面した専門職は、うまくいかない理由を誰かのせいにして人間関係の中で孤立したり、逆に過剰なまでに、自分の力量のなさを嘆いて自責の念に押しつぶされたりします。自己の体験を冷静に振り返ることなく、ストレートに業務に結びつけるのは、患者・利用者だけでなく、専門職自身

にとっても危険です。おそらくNさんもAさんに怒りをぶつけていても、一人になれば自責の念に駆られているはずです。

　他にも体験の強弱はあれ、同様の対人関係の気質を持っている仲間は職場にもいるはずです。行動の表面のみを切り取って、その人物を問題視するのではなく、その背景を理解し、話し合いによって共感的な関係を形成することが基本的な方向となります。ただし、自己の感情を冷静に振り返ることが著しく難しい場合には、周囲からの働きかけには、より慎重で長い時間がかかると考えて良いでしょう。

事例14と関連する他の巻の内容

- 【アルコール依存】（①p6）
- 【社会における葛藤と軋轢】（①p14）
- 【貧困、多重問題とは何か】（③p154）

事例 15 昼間から飲酒する独居高齢者が心配で仕方がない訪問看護師

サブテーマ1（連携・協働実践とその課題）：意見の異なるスタッフとの相互理解、不安なスタッフを支える、地域専門機関との連携・協働

サブテーマ2（医療・福祉問題）：家族問題とその影響、アルコール等依存症関連医療問題、ジェンダー、独居生活の援助、専門職の意識・能力による問題

事 例 編

問題状況／連携困難な状況

Oさんは、人を助ける仕事がしたいとの思いから高校卒業後、看護専門学校に進学し看護師となった。訪問看護の仕事がしたいと考えていたが、最初に就職した医療法人では、その機会がなかったため、現在の医療法人に移った。1年の内科病棟の勤務を経て、念願の訪問看護ステーションの配置となり、今年が2年目である。

Oさんは、患者にとても親身で丁寧に接するため、患者からの評判は良い。しかし、感情移入しやすいタイプで、病棟勤務時にも、闘病で悲嘆する患者の訴えを聞きながら涙する姿がよく見られた。また、しばしば親身になり過ぎ、過干渉や過剰とも思える関わり方をしてしまう。勤務を終えても、自宅から心配な患者に電話を入れて様子を確認したり、通勤の途中で患者宅に立ち寄って声をかけたりといった具合である。

最近は、昼間から飲酒し糖尿病を悪化させている、一人暮らしのBさん（70代男性）が心配で仕方がない。Bさんは3年前に軽い脳梗塞を発症し、退院後、訪問看護が入るようになった。しかし、Bさんは昼間から飲酒し、訪問時にも酔っていることがしばしば見られるようになり、Oさんの前任の訪問看護師の体を触るなどの問題も起こしていた。

Bさんへの対応については、訪問介護員、ケアマネジャーなど在宅サービスの関係者の連携会議で、チーム全体としてBさんに対して毅然と向き合うように務め、専門職と節度を持った関わりをしてもらうこと、自らの飲酒について問題意識を持ってもらうこと、この二つの課題に連携して取り組むことを確認した。具体的には、

病状に緊急性がない限り「訪問時に飲酒していたらBさん宅から引き上げてくる」こと、依存を助長しないためにも「Bさんからいろいろ頼まれても、決められたこと以外の支援はしない」ことが、当面の在宅チームの合意事項となっていた。しかしOさんは、「嘔吐物をのどに詰まらせてはいないか」「血糖値は大丈夫だろうか」「飲み過ぎて意識を失ってはいないか」などBさんのことが気がかりで仕方ない。そのため、ついついチームの合意に反する訪問を繰り返してしまっている。今のところ、BさんとOさんとの間で目立ったトラブルは発生していないが、在宅チームの合意を無視するかのような行動をとるOさんに対して、他の事業所のスタッフからは苦言が呈されている。

基本情報

▶事例の場

　高齢化著しい都市区部、K訪問看護ステーション

▶事例の主人公

　Oさん、看護師、28歳、女性

▶地域の特性

- 都市部区部の高齢化著しい下町地域。過疎化、少子高齢化が進んでおり、比較的所得階層の低い市民が多い。介護サービス事業所は多く、地域ケア会議をはじめ、この他にも在宅ケアに関わる専門職相互の連携調整会議も適宜組織化されている。地域の中ではK訪問看護ステーションを経営する医療法人の病院が、地域の中核病院となっている。

ディスカッションの課題

1. Oさんの行動によって引き起こされる問題点や弊害はどのようなことでしょうか。

   考察の手がかり
   　連携会議で形成された合意の意味や目的を考えてみましょう。

2. なぜOさんは、在宅チームの合意を無視するかのように、Bさんにこだわり続ける

のでしょうか。その理由を考察してみましょう。

> **考察の手がかり**
>
> Oさんは合意を理解していないのでしょうか。またなぜBさんのことが気がかりで仕方がないのでしょうか。

補足1：「アディクションアプローチ」とその限界について学習を深めておきましょう。
- アルコールをはじめとする依存症患者への働きかけの方法論です。一定の原理原則があり、精神科のみならず地域における連携・協働においても理解しておくべきものです。

補足2：院内の連携と地域における連携の違いを出し合ってみましょう。
- 議論を通して、それぞれの連携・協働の質や課題の違いを理解しましょう。

解説：事例理解のポイント

　Bさんのように何らかの依存（症）がある患者は、アルコールなど物質以外にも、ギャンブルなどの行為や人への依存をあわせ持っているのが通例です。人への依存は、専門職に対しても向けられます。依存を続けている限り、本人は現実逃避を続け、自らの生活の問題の改善に向けて、主体的な努力をしようとはしません。したがって援助に関わる関係者は、当事者が自己認識を形成できるように、統一した関わり方をしなければならないところです。まずはそのための専門職間の合意形成が一つの課題ではあるのですが、この事例では既に関係者の合意はOさんを除いて形成されています。Oさんは、Bさんの依存を助長させてしまい、チームの一連の働きかけの意味を減じる役割を果たしてしまっています。

　ただし、地域における複数の事業所にまたがる多職種の連携・協働の場合、それぞれが独立した経営体に属しているため、組織的な指示・命令や拘束力を働かせることはできません。そのため、何よりも関係者の相互理解と合意が専門職を結びつける鍵となります。Oさんのようなスタッフへの働きかけには、同じ病院内の連携以上に、当該の専門職に対する緻密な理解と丁寧な働きかけが求められます。この事例ではOさんがなぜ、Bさんに必要以上の関心を持ってしまうのか、その理解を抜きには、Bさんに関わり方を見直してもらうことはできません。

一般に、Oさんのように、依存的な人に対して特別な感情を抱きやすい人々には、アルコール関連問題をはじめとする何らかの家族問題の体験があることが多く見られます。それが対人援助職選択の背景となっている場合もあります。そうした自己体験のある専門職は、自分の中の不安や情緒といった内的な感情に突き動かされやすい自己を十分に振り返り、冷静に自分と自分の体験を捉えられるような自己理解の教育課程が必要です。

事例15と関連する他の巻の内容

- 【アルコール依存】（①p6）
- 【社会における葛藤と軋轢】（①p14）
- 【援助専門職が当事者の意思決定を妨げる】（①p39）
- 【チーム・ビルディングの基礎と理論】（③p94）
- 【地域ケアでの連携教育・学習】（④p67）

事例 16 尊敬できない上司をメールで攻撃する作業療法士

サブテーマ1（連携・協働実践とその課題）：意見の異なるスタッフとの相互理解、自分の問題意識を他のスタッフに伝える、不安なスタッフを支える
サブテーマ2（医療・福祉問題）：家族問題とその影響、ジェンダー、専門職の意識・能力による問題

事 例 編

問題状況／連携困難な状況

Pさんは、医療系大学を卒業し、今年で10年目を迎える作業療法士である。勉強熱心であり、豊富な知識と技術を持っている。また患者とのコミュニケーションにも長けている、力量のあるセラピストである。F病院に勤務して2年目だが、力量もあり経験も豊富であることから、リハビリテーション課の主任に抜擢されている。私事に囚われることなく仕事に専念したいとの思いから、一人暮らしを続けている。しかし数か月前からPさんは、リハビリテーション課の上司である課長のJさん（50代男性）に、業務上の不平や不満を、毎晩メールで訴えるようになった。メールは次第に、Jさん個人の批判や管理職としての資質を問うものにエスカレートしてきた。他の職員との間で、Jさんの批判を会話のネタにすることはないが、最近は、Jさんに対して直接、意見の違いや判断の誤りを、人目をはばからず批判するようになってきた。

対応に苦慮したJさんの相談を受け、院長、事務長は、JさんとPさんを交え面談を持った。その場でPさんは「Jさんは患者の利益より職場の体制上の都合を優先し、患者のニーズに応えようとする姿勢がない」、具体的にはPさんに対して「訓練時間の延長を許さず厳格に打ち切ろうとする」、Pさんが「患者の状態とニーズに合わせて、訓練メニューを工夫して取り組もうとしても、Jさんはルーティンのメニュー以外に取り組んでいる人員的余裕はないので個人の裁量で勝手なことはしないようにと指示する」など、Jさんへの不満を訴えた。しかしJさんは「定員よりも2名少ない人員で業務に当たっている以上、やむを得ない措置である」として、職場の体制上の問題が背景にあることを説明したが、Pさんは納得できない様子である。Pさ

んは、経験10年目にしてF病院が4か所目の勤務先であり、これまでも自らの希望による退職を繰り返している。そのため院長、事務長とJさんは、Pさんを「協働できない、集団に不適応な人材」と捉えていた。そして問題はPさん個人の態度にあるとして、Pさんに厳重注意を行った。

Pさんはその後、Jさんの指示を無視した行動をとるようになり、次第にリハビリテーション病棟医長や看護師長からも「仲間と連携できない独善的な人」という印象をもたれるようになってしまった。

基本情報

▶ **事例の場**

地方都市の2次救急病院F病院リハビリテーション病棟

▶ **事例の主人公**

Pさん、作業療法士、32歳、女性

▶ **病院と地域の特性**

- F病院の状況：病床数350、平均在院日数約24日、郊外の地方小都市の民間病院。地域の中では急性期リハビリテーションの中核病院としての役割を担っている。
- 地域特性：高齢化は進んでいるが、若年人口も多い。F病院への救急急性期医療への期待も大きい。
- 周辺の医療施設：比較的病院病床が少ない地域にあり、回復期リハビリテーション病院など後方医療機関は少ない。

ディスカッションの課題

1. Pさんはなぜ、Jさんを攻撃するのでしょうか。F病院の管理職はPさんを問題視しているようですが、Pさんの立場に立って考え、それをPさんの言葉として表現してみましょう。

   考察の手がかり

   管理職のように、言動の表面だけを捉えて批判することは簡単です。しかし、その背景を理解することなしに、専門職としての共通理解を図ることはできません。

Pさんの立場から、考えてみましょう。

2. Pさんのような人物が職場の同僚であった場合、Pさんにどのような声をかけたら良いでしょうか。そしてPさんの意識や考えをどのように聞き出したら良いでしょうか。

> **考察の手がかり**
>
> 　管理職からの評価にかかわらず、Pさんには、共感してくれる仲間が必要です。どのように声をかけ、どのように関係を切り結んでいくのか、考えてみましょう。

補足：この事例を機に、保健・医療・福祉職の職場のマネジメントについても学んでみるのも良いでしょう。

解説：事例理解のポイント

　Pさんのように、まっすぐに「患者さんのために…」と考え、自ら専門職としての力量を高める努力を続ける人は、職業的使命感を強く意識している人であることも多いものです。それは、何らかの自己体験に根ざしていることもしばしば見られることですが、そうした職業的背景は、多くの援助専門職に見られることです。しかしながら、それぞれが個人的なことと捉えて、自分の中にしまい込んでいることが多いのではないでしょうか。Pさんはまさにそうした強いプロフェッショナリズムを持った専門職の一人です。Pさんの立場からJさんを表現するならば「患者の利益を第一に考えない許しがたい人物」といえるでしょう。毎晩メールで上司を非難するなど、行為の表面だけを見れば、常識的なことではありません。しかし、Pさんの立場から見れば、Jさんこそ、非常識の極みなのです。この事例において重要な点は、帰宅後メールで上司を攻撃するという問題性の強い手段をとるほどPさんが思い詰めていたであろうということであり、そのこと自体がPさんにとっては「理想と現実の狭間で苦しむ自身のSOS」だったかもしれないという点にあります。この点が理解できるかどうかで、Pさんとの向き合い方や職場内での連携の取り方はまったく変わってきます。

　専門職集団である保健・医療・福祉職を育てるには、問題性ばかりに目を奪われることなく、専門職個人の内的な思いや感情を組織のどこかで、仲間の誰かがきちんと受け止めることが、質的な向上において不可欠です。しかし、組織を管理する側から見れ

ば、強いプロフェッショナリズムを持った被用者は、こだわりが強く組織として扱いにくい面があることも事実です。当然、専門職個人の思いを組織の中で実行するにも限界はあります。Pさんの思い次第では、Pさんが非現実的な思考をしていると判断できる余地も残されています。

そのことは踏まえつつも、管理職にかかわらず、同僚でも、専門職としての自己を探求するうえでの、個人的な思いや感情を仲間と共有できるような職場環境をつくっていくことが、働きがいのある豊かな職場をつくるうえで重要な条件といえるでしょう。

事例16と関連する他の巻の内容

- 【対立と衝突】（①p22）
- 【IPC（IPW）におけるチームの阻害要因】（③p40）
- 【チーム・ビルディングの基礎と理論】（③p94）
- 【連携の輪をどう広げるか】（④p30）

事例 16　尊敬できない上司をメールで攻撃する作業療法士

事例 17 「引きこもり」の利用者に不用意な言葉をかけてしまった訪問介護員

サブテーマ1（連携・協働実践とその課題）：患者・家族理解とその共有、患者・家族との合意形成、地域専門機関との連携・協働、職種を超えた専門職コミュニティの形成

サブテーマ2（医療・福祉問題）：家族問題とその影響、発達障害に起因する生活問題、独居生活の援助、地域関係からの孤立、専門職の意識・能力による問題

事 例 編

問題状況／連携困難な状況

Qさんは、10年の経験を持つ訪問介護員である。介護福祉士の資格取得以前に、5年間の特別養護老人ホームでの実務経験があり受験資格を取得した。両親の介護経験から、得意な家事や介護を仕事にしたいと考え、特別養護老人ホームに介護補助者として就職したことがきっかけである。真面目な両親の影響もあって、何事にも真面目で熱心であり、几帳面な性格である。常日頃から、利用者の笑顔が見たいという気持ちで支援をしている。

ある時Qさんは、「引きこもり」の40代男性のHさんの担当となった。Hさんには生来、何らかの発達障害があるうえ、親族に騙されたという思いから強い対人不信を抱いている。家はゴミ屋敷状態だが、Hさん自身はどこに何があるか分かっている。地域の内科医を中心として、地域の包括ケアチームが関わっており、Qさんもそのメンバーとなった。Qさんとしては高齢者以外の利用者はあまり経験がなかったが、訪問介護員としてやることは同じと考え、前向きに取り組もうと考えていた。Hさんの連携会議では、内科的な病状を中心に医師から説明があり、脱水症状と自宅での転倒事故が支援上のリスクであることが確認されていた。対人不信があることも会議で報告はされたが、個々の専門職の関わり方や言葉の使い方にまでは注意がなされなかった。

Qさんが関わり始めて3か月たった頃、Hさんとも気軽な日常会話ができるようになり、会話の量も増え始めた。そこでQさんは、何とかHさんに「引きこもり」から抜け出して欲しいという思いから、つい「だいぶ元気になったのだから、いつまで

も引きこもっていないで外に出て、働くことも考えないと…」と話してしまった。Qさんとしては悪気はなく、世間話の延長で励ますつもりでのひと言だったが、Hさんにとっては心理的に大きなダメージがあったようである。翌日、関係する専門職すべてに「信じていたのに裏切られた。みなさんは、私を外に出すために近寄ってきているのか。今後、一切の訪問はお断りする」と強い調子で通告してきた。たった一人の言葉から慎重に関わってきたはずの専門職チームすべての関わりを拒絶されたスタッフは、大きく困惑しており、中には「軽率な声かけをした」として、Qさんを非難するメンバーまで現れた。Qさんとしては、自分なりにこの仕事に誇りと自信を持っていたつもりであったが、思いも寄らぬHさんの反応と専門職チームからの批判に、ショックを受けている。

基本情報

▶事例の場
　都市近郊市部の住宅地

▶事例の主人公
　Qさん、介護福祉士／訪問介護員、45歳、女性

▶地域の特性
- Hさんが居住する市：人口30万人、高齢化率25％程度、都市へ通勤するサラリーマン世帯が多い。
- 地域特性：市全体としては、若年人口が多いが、近年急速に高齢化が進んでいる。Hさん宅周辺は、古くからの一戸建ての住宅地が多く見られる一方で、親世代に代わって、子世代が建て替えて居住する例が数多く見られる世代交代の著しい地区である。
- 地域の保健・医療・福祉機関の状況：特に、熱心に地域包括ケアに取り組む法人、機関はなく、地域における専門機関相互の連携も不十分である。

ディスカッションの課題

1. チームで問題となっているQさんの言葉は、Hさんにとって、どのような意味があったのでしょうか。Hさんの立場から考えてみましょう。

> **考察の手がかり**
>
> 　Qさんの言葉は、私たちの日常的な会話では大きな問題とはならないでしょう。しかし、その関わり方に慎重さが求められる患者・利用者は、私たちの日常の感覚では思いも寄らぬ受け止め方をするものです。「引きこもり」の理解とあわせ、考えてみましょう。

2. 地域の連携において、内科的な情報以外に、確認しておくべきことは何だったのでしょうか。

> **考察の手がかり**
>
> 　特に地域における患者・利用者へのアプローチには、良好な援助関係の形成に注意しなければなりません。専門職の関与を拒絶されてしまうと、以後、生活の中で現れてくるさまざまな危機においても、効果的な介入ができなくなってしまいます。関係の形成という点から考察してみましょう。

補足：事例8ともあわせ、「引きこもり」の症例に関して、精神医学的な知識と地域での対応について学習をしておきましょう。

解説：事例理解のポイント

　対人臨床における言葉は、その使い方によって「援助」にも「暴力」にもなるものです。言葉を受け取る相手にとってどのような意味を持つのかを考えながら、慎重に用いることが求められます。言葉の使い方は、すべての援助専門職にとっての共通の基礎的技術です。相手に応じた適切な場面での適切な言葉の用い方ができるようにスキルを磨いておくことが求められます。

　また、いわゆる「引きこもり」にはいくつかの背景があります。この分野には、非科学的な素人セラピーを行う集団も多く、死亡事件を起こすなど社会問題となっている例もあり、その対応は、ケアマネジメントを含め地域医療・地域ケアの現場で、数多く困難ケースとして報告されています。

　この事例の問題点は、精神の問題は精神科と、多くのスタッフが決めてかかっていることにあります。

　専門職としては、自分の専門から関わっているようでも、当事者にとっては自分の中

の一部の属性にしかすぎません。誰が関わっていようと、当事者にはトータルな自己が常に重要なのです。そこには自分の中の問題別に、専門職との向き合い方やコミュニケーションの仕方を変えるという自在さはないのが当事者の常識です。精神科を専門としていないスタッフであっても、精神科的な対応が必要な利用者には、その留意点が伝えられ、それを考慮のうえ、福祉職である訪問介護員であっても関わらなければなりません。チームには、関係者全員が、接し方、声かけの仕方まで含めて、一丸となって対応するための、共通の患者理解と、対応方法の理解がされていることが必要です。

　また、それを疎外しやすい専門職としての自己の中にある、生活者としての自己の有様にも目を向けなければなりません。分野領域にかかわらず、援助専門職の仕事には、技術の行使以前に、生活者として個人的な生い立ちを背負った自己の価値観や考え方が、患者・利用者との向き合い方への態度に表れてくるものです。そのような意味での自己理解がチームとしての取り組みの以前になされていることが必要です。

事例17と関連する他の巻の内容

- 【熱心に治療やリハビリテーションを進めればよいチームなのか】（④p17）
- 【多職種連携・協働の基盤としての当事者の人間理解】（④p22）
- 【地域ケアでの連携教育・学習】（④p67）

事例 18　糖尿病を患う高齢女性への栄養指導に苦慮する管理栄養士

サブテーマ1（連携・協働実践とその課題）：患者・家族理解とその共有、患者・家族との合意形成、不安なスタッフを支える、病院等組織内カンファレンスの運営、患者・家族との協働

サブテーマ2（医療・福祉問題）：家族問題とその影響、ジェンダー、専門職の意識・能力による問題

事 例 編

問題状況／連携困難な状況

Rさんは、母親が糖尿病を患っていたことから、栄養・調理法と健康の関係に関心を持ち、4年制大学で栄養学を学んだ。卒業論文も「食材の選択と調理法が健康に与える影響」をテーマとして執筆した。卒業と同時に管理栄養士の資格も取得した。Y病院に就職して4年目になり、外来患者と病棟での栄養サポートチーム（NST：Nutrition Support Team）にも参加するようになった。将来は在宅訪問栄養指導にも取り組みたいと意欲的である。

そのような中、Rさんは、外来で糖尿病の診断を受けたKさん（62歳、女性）の担当となった。Kさんは、夫と二人暮らし。隣家に長男一家が住んでいる。小遣い稼ぎに、近所の商店でパート就労している。夫は定年退職後、旅行や趣味に勤しむ悠々自適の生活を営んでいる。Kさんは料理上手で、子どもが独立するまでは、家族のために熱心に料理を作っていたが、夫婦二人の暮らしとなってからは、スーパーのお総菜などで済ますことが多くなっていた。

Rさんは、糖尿病外来の主治医、看護師とも連携し、Kさんの病状や今後の治療方針など確認のうえ、Kさん自身の参加を得て、食生活と栄養管理のプランを作成した。Kさんは、ちょうどRさんの母親と同年代であり、自身の母親の経験などを引き合いに出しながら、熱心に指導を行った。Kさんからも「これなら自分にできそう」との反応を得ることができた。Kさんは理解力もあり、調理の技術も持っていることから、Rさんとしては手応えを感じていた。

しかし3か月後Kさんは、Rさんの指導の甲斐なく、血糖コントロール不良で入院することとなった。Kさんの話では、最初の2週間はRさんの指導にしたがって、

自分で調理していたが、次第にやらなくなってしまったという。体に悪いとは分かっていたが、パートの仕事が忙しくなったこともあり、病前のスーパーのお総菜を中心とした食生活に戻ってしまったとのことであった。

Rさんは、早速、主治医、担当看護師と振り返りを行った。結局、血糖値悪化の原因は、お総菜生活に逆戻りしてしまったことにあり、その根本にはKさん自身の病識の欠如があるのではないか、とのチームの結論に至った。そして入院中に再指導を行うこととなった。

しかし、Rさんとしては、Kさんの病識欠如という指摘に対しては半信半疑で、今後どのように栄養面の指導をして良いか、考えあぐねている。

基本情報

▶事例の場
　地方都市住宅地にある一般病院Y病院外来

▶事例の主人公
　Rさん、管理栄養士、26歳、女性

▶病院と地域の特性
- Y病院は、病床数約300床、糖尿病外来と人工透析を中心とした地域の一般病院であり、栄養士の雇用と活用について積極的である。病棟ではNSTが組織され、在宅訪問栄養指導にも取り組んでいる。
- 地域特性：高齢化は進んでいるが、若年人口も多い。

ディスカッションの課題

1. Kさんはなぜ、栄養指導の通りに食生活を営むことができなかったのでしょうか。Kさんの立場から、理由を考えてみましょう。

　チームは病識の欠如という結論を出していますが、その判断で良いのか、考えてみましょう。
　またKさんは、自宅では誰とどのような食生活を営んでいたのでしょうか。家族

関係からイメージしてみましょう。

2. 今後、Kさんの食生活の改善と栄養指導にあたって、誰とどのように連携し対応したら良いでしょうか。連携の範囲と内容を考えてみましょう。

補足：食生活と家族関係については、児童を対象としたものなど、いくつかの調査研究が行われています。参考までに目を通しておくと良いでしょう。

解説：事例理解のポイント

この事例における問題点は二つあります。一つは、Rさんが自己体験をそのまま多様な患者に適応しようとしていることです。もう一つは、食生活状況の変容を、食卓の上の調整だけでコントロールしようとしていることです。

食事は、健康を維持するための軸となる活動ですが、同時に社会的文化的な営みです。今現在の家族関係はもとより、地域の飲食店の立地状況や食材の調達条件、地域固有の調理法や食習慣など、社会関係の強い影響を受けます。それらが家族固有の生活史的時間軸の中で独自性を形成しています。

たとえ健康に悪い影響のある医学的栄養学的に誤った食生活習慣であっても、それは個人の生活と家族をはじめとする人間関係の歴史的な積み重ねのうえに構築されてきた習慣であることを忘れてはなりません。食生活状況をより健康的なものに変容するためには、孤食状況の改善や日常生活の活動内容そのものも同時に変えるべく支援がなされなければなりません。

近年、栄養サポートチームの実践が注目されると同時に、在宅での栄養サポートも展開されていますが、孤立した社会関係の中にある当事者の食生活を、健康的な内容に変えることは容易ではありません。社会関係そのものが健康的に結ばれていなければ、食生活も健康的なものにならないことを留意しておく必要があります。食生活という社会文化的な営みを、医学や栄養学の知見からのみ問題を捉え改善していくことには、限界があることを忘れてはなりません。

そのような意味でKさんは、自宅では孤食状態であったことが強く疑われます。Kさんへの働きかけは、ソーシャルワーカーの参加を得て、家族、友人などにまで視野を広げて、その連携・協働のあり方が構想される必要があります。特にKさんの場合は、長い間、家族のために調理をしてきたわけですから、自分の健康のために調理をする、し

かもそれを長期的に継続して行うためには、夫と食卓を共にする機会を増やし、同じものを食べるようにするなど、夫をはじめとする家族の理解と協力は不可欠です。

事例18と関連する他の巻の内容

- 【援助専門職が当事者の意思決定を妨げる】（①p39）
- 【多職種連携・協働の基盤としての当事者の人間理解】（④p22）
- 【事例検討会を企画・運営する】（④p39）

事例 19　個人的な関係で訪問診療を手配するケアマネジャー（介護福祉士）

サブテーマ1（連携・協働実践とその課題）：地域専門機関との連携・協働、職種を超えた専門職コミュニティの形成

サブテーマ2（医療・福祉問題）：療養条件の確保と援助、アルコール等依存症関連医療問題、母子密着／共依存、児童／高齢者の虐待問題、老老介護問題、専門職の意識・能力による問題

事 例 編

問題状況／連携困難な状況

Sさんは、レストランチェーンを経営する会社でエリアマネジャーをしていたが、母親の介護をきっかけに、38歳の時に退職。専門学校に入り介護福祉士免許を取得した。5年間の有料老人ホーム勤務を経てケアマネジャーとなり、W訪問介護事業所に転勤となって3年目になる。Sさんは前職の経験から、人脈を豊富に持ち、それを活用できるのが、優秀なケアマネジャーだと思っている。

そのSさんが現在、頭を痛めているのは、夫（64歳）の介護を受けているLさん（70歳、要介護4）のことである。Lさんは2年前に脳梗塞を発症し、現在、寝たきり状態である。子どもはいない。昨年、自宅に退院してきたが、Sさんはなぜか訪問診療については、知り合いの医師のTさんにわざわざ圏外から来てもらうように手配した。

Tさんは、大学病院を退職後、Lさんの住まいの隣市で友人の経営する医院の外来に出ながら、Sさんが勤務していた有料老人ホームの嘱託医をしていた。高齢で訪問診療の経験はなく、有料老人ホームの嘱託医をしていた時も診察と投薬、診療情報提供書の作成以外は行っておらず、入院の手配は、施設から契約病院に直接依頼していた。

夫は、満足な食事も用意できていないうえに、毎日かなりの量の飲酒をしているようである。警備会社で夜勤の仕事をしているというが、どの程度仕事ができているか不明である。夫は介護量を減らすためか、TさんからLさんに処方してもらっている睡眠薬を、1日2回も服用させており、そのためLさんは終日傾眠がちで、仙骨

部に褥瘡もできている。訪問するとおむつの中に失禁していることも多い。

Sさんは、このケースは虐待事案であり、もはや自分たちが対応すべきケースではないと考え、最寄りの地域包括支援センターに委ねるべく連絡をとった。地域包括支援センターのソーシャルワーカーのIさんは、Sさんからの依頼を受けて、まず、医師のTさんに連絡をとったが、Tさんは「自分はSさんに頼まれて往診しているだけであって、他のことはSさんが対応してくれる、との約束で関わっている」という。

SさんとIさんは、何度か連携に向けた打ち合わせを行ったが、二人は緊急に援助が必要なケースとして状況認識では一致したものの、Iさんは「主治医を変更すべき」、「ケアマネジャーも最後まで責任を持って関わるべき」と主張したのに対して、SさんはIさんに対して「前面に立って対応してくれそうな姿勢がまったく見られない」と不信感を募らせている。

基本情報

▶事例の場
　都市郊外市部の住宅地、W訪問介護事業所

▶事例の主人公
　Sさん、ケアマネジャー（介護福祉士）、46歳、男性

▶地域の特性
- 地域特性：高齢化は進んでいるが、若年人口も多い住宅地区。比較的所得階層の高い人が多く居住する地域。
- 民間介護事業所も多く、有料老人ホームも近隣に数か所、設置されている。
- 地域包括支援センターは、高齢者人口約5000人の比較的広範囲の地域を受け持っているが、虐待ケースはあまりない。
- 長年、この地域で地域医療に取り組んでいる病院もあるが、Sさんが働くW訪問介護事業所と親会社は、高所得層への対応を中心にしており、この病院との関わりは少ない。

ディスカッションの課題

1. この事例では、Sさん、Iさんの立場が食い違っており、連携がとれていません。それぞれの主張の問題点はどこにあるでしょうか。議論を通して考えてみましょう。

2. Lさんに対して、今後、どのような対応が必要でしょうか。またそのためには、誰が、どのような行動をとる必要があるでしょうか。

補足：高齢者虐待防止法及び地域の高齢者虐待防止ネットワークについて、調べてみましょう。

解説：事例理解のポイント

　ケアマネジャーは、さまざまな背景のある多様な人物が業務に当たっています。決してケアマネジャーに限ったことではありませんが、中にはSさんのように、個人的な解釈で「対人援助」をはき違えている人物もいます。地域の専門職ネットワークとは無関係に、個人的な関係でサービスを調整することは、利用者自身を地域関係から排除することにもつながりかねず、決して推奨されるマネジメントではありません。また、このような方法でのマネジメントが横行すると、地域全体での専門職ネットワークが醸成しません。

　またSさんは、虐待ケースの対応についても誤った考え方をしています。虐待ケースは地域包括支援センターに通報するということは、高齢者虐待防止法でも謳われていることですが、一度虐待ケースと認定されたら、そのケースの対応はすべて地域包括支援センターにお任せ、というのも大きな誤りです。訪問介護事業所は、日常の生活支援を行いながら、虐待ケースの支援の一翼を担う必要があります。地域での多職種連携・協働では、例えば統合失調症やアルコール依存などの精神保健福祉問題が深く関わってくるケースへの対応は、精神科の知見を有しない関係者には困難であり、「餅は餅屋」で専門チームに任せるべきである、と考える関係者は、行政機関を含めて、比較的多く見られるものです。

　しかし、利用者の生活の全体性や家族・地域との関係を考えた場合、特殊専門チーム

にすべてを委ねるのは、不合理であり、援助としても不適切です。一連のアプローチの方向性や原則については、専門チームの判断を仰ぎながらも、関係職種が共通理解の下で、まさに包括的な支援体制を構築する必要があります。

そのような観点から考えると、この事例の最大の問題点は、利用者Lさんを取り巻く専門職の中でも中核であるSさんとTさんの二人が、地域の専門職ネットワークの中に参画していないことです。Iさんは、そのことを問題にし、訪問診療医を変更することで、何とかネットワークにつなげようと考えたはずです。しかし、Tさんの関与はSさんとセットであるため、うまくいきません。地域の関係専門機関や虐待防止ネットワークの実情にもよりますが、Iさんが単独で地域の公的ネットワークにこのケースをつなげることも一つの方法でしょう。Lさん夫婦は、共依存的な閉塞的二者関係の中にあり、外部からの働きかけが難しい状況にあります。経過を丁寧に見守りつつも、緊急に、褥瘡対策や食事の確保など、Lさんへの身体的なケアを整えることが最重要課題です。

事例19と関連する他の巻の内容

- 【介護困難】【アルコール依存】（①p5-6）
- 【社会における葛藤と軋轢】（①p14）
- 【IPC（IPW）におけるチームの阻害要因】（③p40）
- 【地域ケアでの連携教育・学習】（④p67）

事例 20 縄張り意識の強い主任介護支援専門員（社会福祉士）

サブテーマ1（連携・協働実践とその課題）：患者・家族理解とその共有、地域専門機関との連携・協働、職種を超えた専門職コミュニティの形成

サブテーマ2（医療・福祉問題）：療養条件の確保と援助、ジェンダー、独居生活の援助、専門職の意識・能力による問題

事 例 編

問題状況／連携困難な状況

Tさんは、福祉系大学を卒業後、急性期病院で医療ソーシャルワーカーを5年務めた後、現在のB居宅介護支援事業所に就職し今年で3年目になる。急性期病院での仕事は、退院援助、特に転院先の紹介が多く、在宅介護のケースであっても、地域のケアマネジャーに連絡を入れるだけで、家庭訪問をして在宅介護の準備を家族と共にすることもなければ、家族からじっくり話を聞くこともなかった。そのため、患者／家族との療養の経過に寄り添う仕事がしたいと考え、現在のB居宅介護支援事業所に転職した。B事業所の母体法人では、近隣に、訪問看護ステーション、特別養護老人ホーム、デイサービスを経営している。

Tさんは現在、近隣のY病院のソーシャルワーカーのNさんが、退院後も利用者との関係に介入してくるため、やりづらさを感じている。先日も、Dさん（83歳、女性）の自宅退院にあたって、ケアプラン作成の依頼があった際、つい思いあまって「退院後は、こちらでやるので、今後は関わらなくて結構です」と言ってしまった。Dさんはしっかりした人だが、今後の生活に強い不安を感じている。歩行が不安定であったり、左手のリハビリテーションがまだ十分ではないなど、退院後も相談に応じていきたいが、こちらが、いくらDさんとのラポールを築こうとしても、決まってDさんは「Nさんに相談してみないと…」と話し、自分との関係が深まらないといういらだちを感じている。

Tさんは、入院から退院に至る過程では、どうしても患者・利用者は病気とその治療に関心が傾きがちであるため、病院のスタッフは地域のスタッフにマネジメント

を移譲する必要があり、退院後も病院スタッフがだらだら関わることは地域のチームの仕事の邪魔になる、と考えている。Tさんが勤務していた病院では、退院後も患者のことに関わり続けるということはなく、退院するまでが医療ソーシャルワーカー、退院後は地域のケアマネジャーというように役割分担をしていた。どうやらNさんだけでなく、Y病院のソーシャルワーカーは、退院後も継続して関わる方針のようで、Tさんとしては、Y病院のソーシャルワーカーたちは地域の連携を無視した自分勝手な集団に感じている。B居宅介護支援事業所には、利用者が他事業者に取られないよう良い関係をつくってしっかりつなぎ止めておくように、法人から経営面での指示が出ていることもあり、TさんとしてはDさんのケアマネジメントの主導権を、何とかNさんからたぐり寄せたいと考えている。

基本情報

▶ **事例の場**
　都市郊外市部の住宅地、B居宅介護支援事業所

▶ **事例の主人公**
　Tさん、主任介護支援専門員、社会福祉士（ソーシャルワーカー）の資格も所持、30歳、女性

▶ **地域の特性**
- 地域特性：高齢化は進んでいるが、若年人口も多い住宅地区。比較的所得階層の高い人が多く居住する地域。
- 民間介護事業所も多く、有料老人ホームも近隣に数か所、設置されている。
- Y病院は長年、この地域で地域医療に取り組んでいる医療機関であり、在宅医療も熱心に展開している。Tさんが働くB居宅介護支援事業所と母体法人は、高所得層への対応を中心にしており、この病院との直接的関わりは多くない。

ディスカッションの課題

1. Tさんは、Y病院のソーシャルワーカーのNさんに憤りを感じているようです。このTさんの立場と感情をどのように理解しますか。議論を通して、共感できる部分とそうではない部分を探ってみましょう。

2. 今日の地域における多職種の連携・協働の実態は、Tさんが主張し、経験してきたような、相互乗り入れ部分を極力廃した、完全分業モデルによって行われることが多くなってきています。しかし、これは「包括ケア」の観点から見て大きな問題があります。その問題点・課題を議論してみましょう。

補足：「地域包括ケア」の社会的背景と概念・モデルについて学習してみましょう。

解説：事例理解のポイント

　Dさんには継続的に治療の側面から経過観察も必要ですし、病院のスタッフも、当然ながら病院とはいっても治療の側面の支援だけを担当と考えて向き合っているわけではありません。今日、医療費抑制や在院日数の短縮、地域でのケアマネジメントの展開など、主として政策的な背景から、病院では在宅ケアへの移行の調整にかつてほど手をかけず、地域のケアマネジャーにお任せといった事例も多く見られるようです。

　連携・協働の基本は、患者・利用者の人間理解と生活の全体性の認識、これを共有することです。地域における多職種連携・協働では、多様な援助課題の中で、それぞれのメンバーがどのような役割を担い何を行うのか、予め話し合い多職種間で合意を形成しておくことが求められます。複数の職種が一つの課題に対して同じことを行ったり、異なった方向性や見解を提示したりすることは、利用者にとって負担を増加させ、混乱を招くことになるからです。

　しかし、一方で多職種の役割分担には、専門職側の都合によって組み立てられやすいという側面もあります。役割分担は、患者・利用者の人間像と生活問題の全体性を捉え、その認識に基づいて各職種の働きかけが統一的・包括的な意味を持ち得るよう検討される必要があり、その意味でも、利用者の人間理解と生活の全体性の認識は、連携・協働の前提条件なのです。

　そしてその際、私たちは業務にあたる自己の認識を一定の水準で獲得していなければなりません。Tさんは、前職の病院のやり方、法人の経営方針をそのままに、地域における専門職の連携・協働を考えています。しかし、これまでのTさんの経験は、職場固有の方針やルールの中で培われたものであり、単一組織の枠組みを超えた地域の多職種・多機関の連携の中で通用するものではありません。法人の経営的使命を遂行することは重要ですが、それは被用者としての立場であって、地域における保健・医療・福祉を推進する公共的な使命を持った専門職の立場からは、経営体の垣根を超えて、専門職

が協働する場と機会を増やしていくことは極めて重要なことです。

　Tさんが、Y病院のNさんと協働するのではなく排除しようとする意識の背景には、そのような公共的な使命を持った専門職としての自己覚知が乏しいまま、経験を積み重ねてしまった事が指摘できます。Tさんの課題は、私憤に突き動かされていた自己を理解することにあるといえるでしょう。

　専門職間の縄張り争い、事業所間の経営的利害の対立、この二つは、時に利用者の不利益を生み出します。私たちは、特に都市部を中心として、地域の中では知らないうちにこのような大きな社会的背景のある連携・協働の問題が身近なところで進行していることに自覚的である必要があります。

事例20と関連する他の巻の内容

- 【対立と衝突】（①p22）
- 【多職種連携・協働の基盤としての当事者の人間理解】（④p22）
- 【地域ケアでの連携教育・学習】（④p67）

終章

チームの成熟とリフレクション

1　対象理解、他職種理解、自己理解

　本書における事例の内容は、共通理解モデルに基づき、以下のような観点から記述されている。まず第一に、患者・家族の問題状況については、単に疾病と療養経過のみではなく、背景にある生活問題と家族関係の問題が記述されている。疾病は、生活との関わりの中で、臨床の現場に現れてくる。そして生活は、家族や地域の関係の中で成立しており、その営みの中で人々の意識や感情が生成されてくる。本書の事例には、このような視点からの患者・家族理解が盛り込まれている。

　次に、私たちが関係する専門職については、まず専門職制に基づく固有の技術とそれに伴う視点を、どの専門職も有している。そのうえで、所属する組織、関係する地域のネットワークの状況により、業務内容やそれに伴うアセスメントの視点が影響を受ける。その影響は、職種により、具体的な業務課題が異なっている。これらは社会的背景である。同時に専門職には、後述するように、その人固有の人間的要素が業務に現れてくる。私たちは、協働する仲間に対して、そのような個別的かつ社会的な背景を背負った人物であることを理解して向き合う必要がある。本書の事例には、この視点が盛り込まれている。

　最後に個別の臨床の場面では、職制を超え、何らかの自己の生活体験に裏付けられた、その人固有の価値観や考えがあり、それが援助活動を通して立ち現れてくる。技術を行使するのは人間である。専門技術の行使の仕方や他者との関係の取り方に、自己体験に裏付けられた自己が現れる。例えば、幼少期に虐待を受けた経験のある専門職が、臨床対象の子どもに自己を投影させてしまい、無意識のうちに、子どもの援助ではなく、自己の解放のために行動している、という例も比較的多く見られる。このような自己理解の欠如により、自己利益のために患者・家族をコントロールしようとする援助専門職の事例は、枚挙にいとまがない。この点も事例の記述には包含されている。

　本書は、グループでの議論を通して、対象理解、他職種理解、自己理解、この3つの理解に習熟していくための手がかりを提供したものでもある。

2　共通理解とチームの成熟段階

　共通理解は、横断的な関係の中で、「できた」「できない」と表現するものではなく、私たちが対人援助の専門職として生き続ける以上、生涯、より深い探求をし続けなければならないものである。当然のことながら、チームとしての協働の歴史が浅い場合と、一定の期間の協働の経験があった場合とでは、チームの質は異なる。

　本書では、チームの成熟度や認識の深化の度合いを、一つの集団的発達目標として、本シリーズの④において示してある[★2]。これは共通理解モデルにおけるチームの成熟段階を示したものである。客観的指標化には至っていないが、チームと各自のリフレクションを通して、到達点を確認する一つの手がかりを提供している。

　事例検討チームの形成過程や発展過程については、さまざまな研究が行われているが、特に共通理解の形成という視点から考えた場合、以下の3点に関する認識とその結果としてのアプローチの原理から、チームの成熟過程を層別化した。各項目のそれぞれが、共通理解モデルの三つの構成要素である対象理解、他職種理解、自己理解に対応している。

1. 援助対象である患者・家族理解・・・・対象理解
2. 専門職相互の関係・・・・他職種理解
3. 専門職的アイデンティティ・・・・自己理解
4. 上記、三つの結果としての援助目的の持ち方と行動原理

　そしてこの4点に関する認識の深化を、物理学者武谷三男の「三段階論」によって層別化することで、共通理解の深化によるチームの成熟・発達過程を示している。この三段階は、臨床の現場におけるチームがそれぞれどの段階にあるのか判断する指針であると同時に、今後のチームの発展／成熟の方向性を指し示す手がかりとなるものである。

　本書の事例の学習とともに本シリーズ④も参照にしてほしい。

★2…【チームをつくる～多職種協働の組織化と目標～】（④p22）参照

3　臨床的人間理解の視座

　本書の事例では、患者・利用者、専門職を問わず、登場人物の人間理解が事例検討の出発点である。以下は、各事例における「考察の手がかり」の基本視点である。これらの視点から得られた認識を統合させて、まとまった全体性のある「一人の人間」としての我々の理解（＝解釈）を形成していく。

(1) 理解の断面：現象、実体、本質
　人間理解は、常に、現象から始まる。現象とは、目に見えている様子そのままである。通常私たちは、そこに何らかの解釈を加えて人や物事を捉える。しかし、その根拠が一般論であったり、私たちの個人的な価値観によるものであることも多いものである。これが時に問題の所在を見誤り、差別や排除を生み出すことにもつながる。故に、実体から本質に足る探求の過程は対人援助において必須である。

(2) 要素
　a. 医学的機能的理解：疾病、障害、能力
　b. 心理的理解：防衛機制、不安、恐怖
　c. 歴史社会的理解：所得階層、家族関係、地域関係、生活史、地域文化史
　d. 関係的理解：依存と支配、共感と協働

(3) 統合
　上記の「理解の断面：現象、実体、本質」と「要素」を統合させて、一人の人間の現象を解釈する。

4　課題認識の視座：当事者の立場からの課題抽出

　本書における事例の「解説編」では、個別援助の課題について、以下のような局面から問題を捉え表現している。あくまでもこれらは課題認識の視座を列挙したものである。実際のマネジメントにおいては、より複合的な判断が必要である。

（1）時間軸に沿った課題＝時間軸から考える

a. 緊急、短期、中期、長期、超長期
b. daily, weekly, monthly

（2）危機への対処と介入の準備＝リスクから考える

a. 回避しなければならない危機は何か
b. 予想される緊急事態は何か
c. 回避すべきリスクの優先順位は
d. どのように回避するのか、その対策は

（3）人生と終末の観点からの課題＝ターミナルから考える

a. いつ終わるか＝When
    予後、急変の可能性
b. どこで終わるか＝Where
    自宅か、治療施設か、リハビリテーション施設か、ケア施設か
    自宅・家族・親族との距離：近くか遠くか
c. 誰に囲まれて＝Who
    孤独死≠悲惨な死：現象的孤独と本質的孤独の違い
d. どのように（医療との関わり）＝How
    延命措置・疼痛緩和・救急搬送の可否
e. a～dへの関係者（家族・専門職）の合意

（4）当事者の生活能力の発達強化・社会的地位の向上の観点からの課題＝エンパワーメントから考える

a. 能力の発達
b. 認識の深化
c. 社会的包摂と参加

5 リフレクションの勧め

　専門職は、実践と理論と事実に基づいて体系的に省察し、自分の専門性や力量を分析し、専門職としての知識と技術、そして一般性を高めてレベルアップを図る。専門職の技能は、生涯学習し続けるものであり、学習のためには、常に自己の振り返りが求められる。これまでの自己を振り返り、客観的に捉えることで、自己の認識の偏りや無意識の自己の発現などに気づくことができる。この気づきを通して、専門職は成長することができるのである。

　リフレクションというと個人的かつ精神的な営みと考えられがちだが、専門職の技能開発の点では異なる。民主的で安全な専門職集団の関係があればこそ、自己の問題を表出できるのである。良いリフレクションを行うには、より援助的な職場の関係が必要である。

　専門職は、常に他の専門職に開かれたコミュニケーション関係を促し、意欲的な議論を通した交流に励み、効果的、協力的なチーム作りを促進するために努力する必要がある。そうした協働関係を形成することが、これからの保健・医療・福祉現場には求められている。

151

第5分冊　文献

○…参考文献　◎…重要文献

	文献	本書全編に関わる文献	序章	事例1	事例2	事例3	事例4	事例5	事例6	事例7	事例8	事例9	事例10	事例11	事例12	事例13	事例14	事例15	事例16	事例17	事例18	事例19	事例20	終章
1	Havens L（下山晴彦・訳）：心理療法における言葉のつかいかた；つながりをつくるために．誠信書房，2001．	○			○														○						
2	Schon A（柳沢昌一，三輪建二・訳）：省察的実践とは何か；プロフェッショナルの行為と思考．鳳書房，2007．														○	○	○	○							○
3	Woititz JG（斎藤学・監訳）：アダルト・チルドレン；アルコール問題家族で育った子供たち．金剛出版，1997．				○	○	◎	○			○					○								
4	稲沢公一：援助者が臨床に踏みとどまるとき；福祉の場での論理思考原論．誠信書房，2015．	○			○											○	○							
5	稲沢公一：援助者は友人たりうるのか（古川孝順，岩崎晋也，他：援助するということ；社会福祉実践を支える価値規範を問う）．有斐閣，2002, pp135-208．						◎																		
6	大嶋伸雄：障害受容（保健医療福祉キーワード研究会：保健医療福祉 くせものキーワード事典）．医学書院，2008, pp42-51．				○								○												
7	大野勇夫，川上昌子，他・編：福祉・介護に求められる生活アセスメント．中央法規出版，2007．	○		○	○	○						◎	○					○		◎	○	○		
8	窪田暁子：多重問題ケースへの社会福祉援助．東洋大学社会学部紀要 30:157-175, 1993．	○			○			○			◎													
9	窪田暁子：アルコール依存症者の回復をエンパワーメントの視点からみる．ソーシャルワーク研究21：83-92, 1995．				○	○									○	○								
10	窪田暁子：福祉援助の臨床 共感する他者として．誠信書房，2013．	◎	◎			○															○	○	○		○
11	慶應義塾大学医学部リハビリテーション科（訳）：FIM；医学的リハビリテーションのための統一データセット利用の手引き第3版．慶應義塾大学医学部リハビリテーション科，1991．			○	○	○	○																		
12	篠田道子：多職種連携を高めるチームマネジメントの知識とスキル．医学書院，2011．	○													○	○	○			○	○				
13	杉山登志郎：子ども虐待という第四の発達障害．学研教育出版，2007．				○	○				○														
14	立岩真也：弱くある自由へ；自己決定・介護・生死の技術．青土社，2000．			○													○	○						
15	南雲直二：社会受容；障害受容の本質．荘道社，2002．				○																			
16	野中猛，上原久：ケア会議で学ぶケアマネジメントの本質．中央法規出版，2013．			◎		◎	○			○	○		◎				○	○						
17	野中猛，野中ケアマネジメント研究会：多職種連携の技術．中央法規出版，2014．	◎		○	○	○	○								○	○	○		○	○				
18	信田さよ子：アディクションアプローチ；もうひとつの家族援助論．医学書院，1999．				○	○					○	○												
19	信田さよ子：ＤＶと虐待．医学書院，2002．				○		◎	○																
20	信田さよ子：依存症臨床論；援助の現場から．青土社，2014．				○		○	○					○											
21	早樫一男：対人援助職のためのジェノグラム入門；家族理解と相談援助に役立つツールの活かし方．中央法規出版，2016．			○	○	○	○																	
22	廣瀬達也：中途身体障害者における受障後の新たな自己形成に関する研究；生活史の変遷からみる障害受容と自己認識の変化の過程．東洋大学大学院紀要 50:343-358, 2014．				○																			
23	廣瀬美千代：家族介護者のアンビバレントな世界；エビデンスとナラティブからのアプローチ．ミネルヴァ書房，2010．			○	◎	○							○											
24	福山和女：ソーシャルワークのスーパービジョン．ミネルヴァ書房，2005．		○													○					○	○	○		

	○…参考文献　◎…重要文献	本書全編に関わる文献	序章	事例1	事例2	事例3	事例4	事例5	事例6	事例7	事例8	事例9	事例10	事例11	事例12	事例13	事例14	事例15	事例16	事例17	事例18	事例19	事例20	終章
25	宮尾益知, 橋本圭司：発達障害のリハビリテーション；多職種アプローチの実際. 医学書院, 2017.										○									○				
26	山本由紀・編：対人援助職のためのアディクションアプローチ；依存する心の理解と生きづらさの支援. 中央法規出版, 2015.				○	○		○	○	○														
27	結城俊哉：生活理解の方法；食卓から社会福祉援助実践への展開. ドメス出版, 1998.			○			○				○		○	○					○					
28	吉浦輪：援助専門職による臨床的人間理解の視座；武谷三男による三段階論を基に. 保健医療福祉連携 5：65-72, 日本保健医療福祉連携教育学会, 2013.	○		○	○	◎						○			○	○	○	○						◎

装幀…どいちはる

ラーニングシリーズ　IP（インタープロフェッショナル）
保健・医療・福祉専門職の連携教育・実践
⑤地域における連携・協働 事例集　対人援助の臨床から学ぶIP

2018年3月27日　初版第1刷発行Ⓒ

編　　者	吉浦　輪（よしうら　とおる）	
発 行 者	中村三夫	
発 行 所	株式会社 協同医書出版社	
	〒113-0033　東京都文京区本郷3-21-10	
	電話03-3818-2361　ファックス03-3818-2368	
	郵便振替00160-1-148631	
	http://www.kyodo-isho.co.jp/　　E-mail：kyodo-ed@fd5.so-net.ne.jp	
Ｄ　Ｔ　Ｐ	Kyodoisho DTP Station	
印刷・製本	横山印刷株式会社	

ISBN 978-4-7639-6033-7　定価はカバーに表記

JCOPY〈(社)出版者著作権管理機構 委託出版物〉

本書の無断複写は著作権法上での例外を除き禁じられています．複写される場合は，そのつど事前に，(社)出版者著作権管理機構（電話 03-3513-6969，FAX 03-3513-6979，e-mail: info@jcopy.or.jp）の許諾を得てください．
本書を無断で複製する行為（コピー，スキャン，デジタルデータ化など）は，「私的使用のための複製」など著作権法上の限られた例外を除き禁じられています．大学，病院，企業などにおいて，業務上使用する目的（診療，研究活動を含む）で上記の行為を行うことは，その使用範囲が内部的であっても，私的使用には該当せず，違法です．また私的使用に該当する場合であっても，代行業者等の第三者に依頼して上記の行為を行うことは違法となります．